Sandra Alessio-Siedl

55 einfache Konzentrations- und Entspannungsübungen

Sofort einsetzbare 5-Minuten-Übungen für Kinder mit sonderpädagogischem Förderbedarf

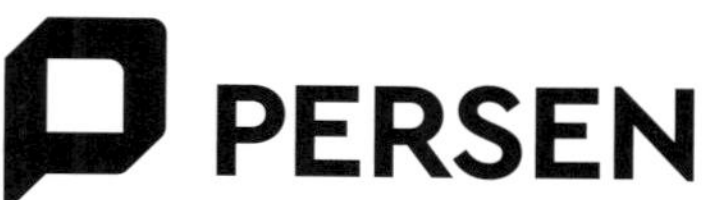

1. Auflage 2022

AAP Lehrerwelt GmbH
Veritaskai 3
21079 Hamburg
Telefon: +49 (0) 40325083-040
E-Mail: info@lehrerwelt.de
Geschäftsführung: Christian Glaser
USt-ID: DE 173 77 61 42
Register: AG Hamburg HRB/126335

Wir verwenden in unseren Werken eine genderneutrale Sprache. Wenn keine neutrale Formulierung möglich ist, nennen wir die weibliche und die männliche Form. In Fällen, in denen wir aufgrund einer besseren Lesbarkeit nur ein Geschlecht nennen können, achten wir darauf, den unterschiedlichen Geschlechtsidentitäten gleichermaßen gerecht zu werden.

Autorin: Sandra Alessio-Siedl
Grafik: Katharina Reichert-Scarborough (Covergrafik und Hauptillustratorin), Eckart Breitschuh, Corina Beurenmeister, Mele Brink, Julia Flasche, Fides Friedeberg, Barbara Gerth, Steffen Jaehde, Rebecca Meyer, Charlotte Wagner
Satz: Typographie & Computer, Krefeld
Druck und Bindung: Zimmermann Druck + Verlag GmbH, Balve

ISBN: 978-3-403-20795-5
www.persen.de

Vorwort

Passen Stille, Entspannung und Schule überhaupt zusammen? Wer an Unterricht denkt, denkt sehr wahrscheinlich an Aktivität, Austausch, vielleicht sogar Unruhe und Lautstärke. Ich möchte Sie mit diesem praxisorientierten Band einladen, Unterricht etwas anders zu denken und Ruhe-, Konzentrations- und Entspannungserlebnisse für die Kinder erfahrbar zu machen. Sie werden vom Ergebnis mehr als überrascht sein.

Die Welt der Kinder und Jugendlichen verändert sich permanent. Vielleicht war es schon immer so, vielleicht wird dies aber auch durch die Coronakrise stark beschleunigt.

Aber nicht nur die Kinder und Jugendlichen sind in der heutigen Zeit – unabhängig von Corona – sehr gefordert, auch die Lehrerinnen und Lehrer. Mit dem Unterrichtsband möchte ich vor allem Lehrkräften in Förderschulen und in integrativen Einrichtungen, aber auch Lehrpersonen anderer Schularten und sogar Eltern eine Ideensammlung anbieten, die über Jahre hinweg praxiserprobte Übungen für mehr Ruhe, Entspannung und Konzentration beinhaltet.

Mir ist es ein großes Anliegen, Übungen vorzustellen, die sich sehr leicht und ohne großen Aufwand im Unterricht umsetzen lassen, die Ruhe, Entspannung und Konzentration in die Klasse bringen, die die Kinder stärken und ihnen Kompetenzen vermitteln, auf die sie in herausfordernden Situationen zurückgreifen können. Die Kinder werden ihr ganzes Leben lang von der Fähigkeit, sich selbst und ihre Bedürfnisse zu spüren und sich entspannen zu können, profitieren.

55 Alle 55 Übungen sind durchnummeriert, werden genau beschrieben und fachlich fundiert angeleitet. Sie können **spontan** oder **regelmäßig** eingesetzt und miteinander **kombiniert** werden.

Nicht nur die Kinder, auch die Lehrkräfte werden die Ruhezeiten mit Sicherheit sehr schätzen und immer mehr für sich und ihre Klasse als Ressource entdecken.

Was es dafür braucht, ist die Bereitschaft der Lehrpersonen, Unterricht anders zu denken. Es braucht einen Unterricht, der für die Kinder einen Raum schafft, in dem sie körperliche, soziale, stille Erfahrungen machen können und erfahren, dass sie wunderbar sind, so wie sie sind. Fernab von Leistung, Konkurrenz oder Notendruck dürfen die Kinder zu sich finden und ihren Körper bewusst wahrnehmen. Die Übungen bereichern den Unterricht, indem sie für Ihre Schülerinnen und Schüler eine ganz andere Zugangsweise zu sich und ihrem Körper bieten, Stress reduzieren und bei der Selbstregulation und Entspannung helfen.

Allerdings würde meine Idee von Ruhe, Entspannung und Konzentration im Unterricht falsch verstanden werden, wenn die Kinder permanent zur Ruhe gebracht würden, um den Geräuschpegel zu minimieren. Stille darf auf keinen Fall erzwungen oder als Disziplinierungsmaßnahme verwendet werden! Stille wächst aus einem Bedürfnis nach Ruhe und Entspannung heraus und wird nach einiger Zeit von den Kindern eingefordert, weil so ein konzentriertes Arbeiten viel besser gelingt und die Kinder die ruhige Zeit als sehr entspannend und wohltuend empfinden.

So wie alles im Leben nach Balance strebt, ist es auch hier wichtig, die Kinder sowohl Bewegung und Aktivität als auch Stille und Entspannung erfahren zu lassen. Das eine kann ohne das andere nicht wahrgenommen werden. Die Bewegung setzt oft Emotionen frei, die aber erst in der Stille und Ruhe bewusst wahrgenommen und verarbeitet werden können.

Werden die Übungen ritualisiert und unter Berücksichtigung der Bedürfnislage der Schülerinnen und Schüler eingesetzt, dann werden sie von den Kindern und von den Lehrkräften als sehr angenehm und gewinnbringend erfahren.

Dieses Buch stellt keinen Ersatz für therapeutische Behandlungen oder Therapien dar. Alle Übungen und Empfehlungen sollten im Zweifelsfall in Absprache mit den Eltern und / oder dem behandelnden Arzt, Psychotherapeutinnen, Psychologen durchgeführt werden.

Danksagung

Mein Dank gilt ganz besonders meinen Eltern und meinem Mann für die Unterstützung und Ermunterung, dieses Buch zu schreiben, und meinem Sohn, der mit mir so viel Yoga geübt, mich mit seinen Ideen angesteckt, unglaublich bereichert und inspiriert hat!

Außerdem gilt mein Dank allen Kindern, die ich an den Förderschulen und in meinen Kinderyogakursen begleiten durfte. Ich habe so viel von ihnen gelernt!

Gisela Kindermann danke ich von Herzen für die unglaublich fundierte und tolle Ausbildung während meiner Seminarzeit, Susanne Eichinger danke ich von Herzen, weil sie den Grundstein für meine Kinderyogareise gelegt hat, und ganz besonders Eva Holl, meiner damaligen Mentorin, die mich in meiner Ausbildungszeit mit ihrer feinfühligen, unterstützenden, wohlwollenden, positiven und mitreißenden Art immer wieder dazu gebracht hat, durchzuhalten und weiterzumachen. Sie war es, die mir während meiner Ausbildung zur Kinderyogalehrerin vor vielen Jahren in einem Feedback geschrieben hat, dass ich vielleicht einmal Buch für Kinder mit sonderpädagogischem Förderbedarf schreiben würde. Liebe Eva, vielen Dank für deine liebevolle Unterstützung, deine Inspiration und Motivation!

1. Pädagogik neu gedacht

„Es braucht Ruhe, um die Kraft zu entdecken, die in uns liegt." Anselm Grün

Jedes Kind ist vollkommen, einzigartig, wunderbar und richtig genauso, wie es ist. Um diese Einzigartigkeit zu erkennen, zu fördern und hervorzubringen braucht es aber Ruhe und Stille. Erst in der Ruhe kann der Mensch sich selbst erkennen, seine Kraft und letztendlich seinen Wesenskern entdecken.

Wenn ich dieses Menschenbild zugrunde lege und versuche, der Unterschiedlichkeit und der Individualität eines jeden Kindes gerecht zu werden, dann ergibt sich daraus ein Unterricht, der vom Kind ausgeht und in dem es mit all seinen Bedürfnissen im Mittelpunkt steht.

Nicht erst durch die neue Lehr- und Lernforschung ist bekannt, dass Kinder dann erfolgreich lernen, wenn sie aktiv lernen, intrinsisch motiviert sind und wenn es ihnen physisch und psychisch gut geht. Dann können die Schülerinnen und Schüler mit Freude und erfolgreich lernen.

Was aber in meinen Augen oft vergessen wird, ist die Tatsache, dass es für ein erfolgreiches Lernen auch die Stille und damit verbunden, die Entspannung braucht. Gabriele Faust-Siehl[1] schreibt, dass *stille Erfahrungen* „Kristallationskerne zur Veränderung der Schule" sind. Bewusst ist hier die Rede von Schule im Ganzen, von einer Schulkultur, nicht nur im Hinblick auf einzelne Fächer.

Es wäre schön, wenn Schulen den Weg gehen und Stille-, Konzentrations- und Entspannungsübungen als festen Bestandteil und Ritual in das Schulleben integrieren würden. Dies schafft nicht nur Gemeinsamkeit, Verbindung und eine schöne Lernatmosphäre, in der konzentriertes Lernen und Arbeiten gelingt, sondern es gibt den Schülerinnen und Schülern auch Sicherheit und einen magischen Zugang zu ihrer inneren Welt, einer wunderschönen, bunten und fantasievollen Welt. Wollen wir uns und den Kindern diese unglaubliche Bereicherung nicht zugänglich machen?

In der Stille steckt sehr viel Kraft und sie ist eine so einfach zugängliche und wunderbare Ressource, die es gilt, für sich wiederzuentdecken. Eine schöne Begleiterscheinung von Stille und Ruhe ist Gelassenheit und Klarheit. Ich möchte daher auch den Lehrkräften ans Herz legen, mehr Stille in ihrem Leben zuzulassen. Nicht nur, um die positive und wunderbare Wirkung von Stille, Ruhe und Entspannung selbst zu erfahren, sondern auch, weil nur dann der Wert von Stille weitergegeben werden kann, wenn er selbst erfahren wurde.

1.1. Warum gerade Konzentrations- und Stilleübungen für Kinder mit sonderpädagogischem Förderbedarf?

Es gibt Kinder mit Entwicklungsstörungen, zum Teil starken Beeinträchtigungen und sehr ungünstigen Lernvoraussetzungen, die große Probleme haben, dem Unterricht aufmerksam und konzentriert zu folgen, Inhalte zu verstehen und umzusetzen. Kinder mit sonderpädagogischen Förderbedarf besuchen in der Regel Förderschulen und integrative Einrichtungen, weil ihr Lernen aus verschiedensten Gründen erschwert ist. Sie verfügen meist über weniger Ressourcen für eine gesunde und ganzheitliche Persönlichkeitsentwicklung.

Gerade für diese Kinder, die oft in starkem Maß benachteiligt sind, sind die nachfolgenden Übungen, Ideen und Vorschläge sehr gewinnbringend. Durch Konzentration auf sich selbst und durch ein Wahrnehmen der inneren Kräfte, entsteht Vertrauen in sich und in die eigene Selbstwirksamkeit. Die Kreativität und das Lernen werden gefördert. Denn regelmäßige Ruhe- und Stillephasen, Entspannungs- und

1 Vgl. G. Faust-Siehl: Kinder heute in einer Grundschule der Stille – Stille und Stilleübungen in der veränderten Kindheit. In: Mit Kindern Stille entdecken. Bausteine zur Veränderung von Schule. Hrsg.: H. Kasper / E. H. Müller. 6. Aufl. Frankfurt a. M.: Moritz Diesterweg Verlag 1990, 7.

Konzentrationsübungen sind wie eine Reinigung für den Körper. In der Stille gelingt es viel besser, in die Selbstreflexion zu gehen, Ereignisse und Informationen zu verarbeiten und Platz für neue Informationen zu schaffen. Sich und die eigenen Bedürfnisse wieder mehr zu spüren, Träumen und Gedanken nachzuhängen, Ziele zu definieren und mit sich in Balance zu kommen, führt wiederum zur Selbstakzeptanz.

Stille schafft Ressourcen, erfrischt mental[2] und versorgt die Schülerinnen und Schüler mit Energie. Dies hilft ihnen wiederum, sich besser konzentrieren zu können. Außerdem wird durch die Stille das „Default-mode"-Netzwerk[3] im Gehirn aktiviert, wodurch Hirnregionen aktiv werden können, die in einer geräuschvollen Umgebung „besetzt" sind. So haben die Kinder Zugriff auf mehr Gehirnareale und können dadurch die Konzentration steigern und besser arbeiten.

Da es hier um ein ganzheitliches Unterrichten geht, darf die **Bewegung** natürlich nicht fehlen, weshalb ihr ein eigenes Kapitel gewidmet ist. Denn schulische und kognitive Probleme haben ihren Ursprung oft in einer mangelnden motorischen Erfahrung.[4]

Meine Intention in der Arbeit mit Kindern an Förderschulen war und ist es, den Kindern eine positive, entspannende und bewegungsorientierte Auszeit zu schaffen, die viele Sinneskanäle anspricht: Indem ich den Schülerinnen und Schülern völlig erwartungs- und druckfrei Übungen anbiete, die anders sind als die leistungsbezogenen Lernaufgaben, damit sie sich selbst immer mehr spüren und schätzen lernen und einfach sein dürfen.

Jedes Angebot, das die gewohnten Wege verlässt, etabliert neue Schaltungen im Gehirn und aktiviert Neuronen, sodass die üblichen Pfade verlassen und neue im Gehirn geschaffen werden. Je vielfältiger die Anregungen sind, desto komplexere neuronale Strukturen können gebildet werden. Weniger genutzte Verbindungen verkümmern.

Nachdem wir in der Klasse die beschriebenen Übungen über einen längeren Zeitraum regelmäßig durchgeführt hatten und sie den Kindern vertraut waren, stellte ich fest, dass die Kinder insgesamt aufmerksamer, entspannter, leistungsbereiter und konzentrierter arbeiteten und sich auch das Sozialklima der Klasse verbessert hatte.

Weitere positive Effekte der Ruhe-, Entspannungs- und Konzentrationsübungen für Kinder mit und ohne sonderpädagogischen Förderbedarf:

Stille macht kreativ

Das bereits genannte und in der Hirnforschung bekannte „Default-mode"-Netzwerk beschreibt Hirnregionen, die vor allem dann aktiv werden, wenn sie eine Pause bekommen und nicht durch äußerliche Reize stimuliert werden.[5] Diese Hirnregionen bilden dann neue Verknüpfungen, was in der Folge kreativer macht.

Stille und Ruhe hilft dabei, die kognitive Leistung des Gehirns zu verbessern

Der Psychologe und Meditationsforscher Richard Davidson[6] zeigte schon vor einigen Jahren, dass regelmäßige Meditationsübungen die Aufmerksamkeit der Teilnehmerinnen und Teilnehmer nach nur drei Monaten deutlich schärften. Informationen können demzufolge schneller und besser verarbeitet werden, was darauf hinweist, dass Stilleübungen die kognitiven Leistungen der Schülerinnen und Schüler verbessern kann.

Stille entlastet das auditive Kurzzeitgedächtnis

Es gibt viele Studien zum Thema Lärmforschung, die zeigen, dass Lärm (Umgebungslärm und Geräuschpegel im Klassenzimmer) die Konzentrationsfähigkeit und die Leistungsfähigkeit einschränkt. Gerade Schülerinnen und Schüler

---

2 Vgl. https://karrierebibel.de/stille, abgerufen am 10. Dezember 2021
3 Vgl. A. Otti, H. Gündel, A. Wohlschläger, C. Zimmer, C. Sorg & M. Noll-Hussong, 2012
4 Vgl. D. Arnold, 2017, S. 139
5 Vgl. https://karrierebibel.de/stille, abgerufen am 10. Dezember 2021
6 Richard J. Davidson ist Professor für Psychologie und Psychiatrie und Gründer des „Center of Healty Minds" an der Universität von Wisconsin-Madison. Seine Studien belegen, dass sich mentales, emotionales und körperliches Wohlbefinden durch mentales Training trainieren lassen. Abgerufen 10. Dezember 2021 von www.richardjdavidson.com und www.centerhealthyminds.org

mit Sprachverständnisstörungen oder mit Problemen im Bereich der auditiven Wahrnehmung werden durch Lärm zusätzlich in ihren Sprachverarbeitungskapazitäten eingeschränkt. Phasen der Ruhe und Stille entlasten den auditiven Kanal und das auditive Kurzzeitgedächtnis.

Stille hält gesund

Durch die Ruhe und Stille wird das Wohlbefinden gesteigert und stressbedingte Beschwerden, wie z. B. Verdauungsstörungen, Rückenschmerzen, Schlafprobleme und Nervosität, werden verringert.

Stille macht stark

Übungen zur Stille, Konzentration und Entspannung eröffnen den Kindern einen Zugang zu ihrer inneren Welt. In der Auseinandersetzung mit dieser werden die Kinder dazu angeregt, sich mit den Erfahrungen und Eindrücken auseinanderzusetzen. Sie gehen so in Austausch und soweit es ihnen möglich ist in die Selbstreflexion, was dazu beiträgt, dass sie sich ernst nehmen und ihre Persönlichkeit stärken.

Das klingt alles sehr einfach, aber sehr viele Menschen haben große Schwierigkeiten und Widerstände dabei, einfach einmal gar nichts zu tun, und meiden die Stille. Eine permanente Beschäftigung oder eine Dauerbeschallung sind in unserer Gesellschaft schon fast normal geworden. Aber genau das Gegenteil davon wäre wichtig, denn je ruhiger wir werden, desto klarer wird unser Geist und desto mehr Kraft können wir aus der Stille schöpfen. Unser Atem und die Gedanken dürfen zur Ruhe kommen. Und manchmal kommt Langeweile auf.

Langeweile ist eine wundervolle Sache, denn genau dann entstehen meist die tollsten Ideen und kreativsten Einfälle.

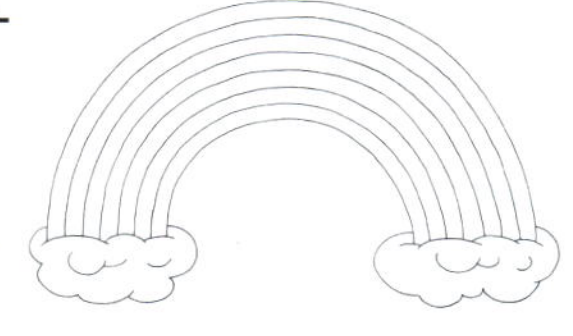

Warum Stille- und Entspannungsübungen so wichtig sind – kurz zusammengefasst:

Stille- und Entspannungsübungen fördern:
- die Konzentration
- die Auffassungsgabe
- das Wachstum des Gehirns
- die Kreativität
- die Gesundheit
- die Schlafqualität
- die Erholung
- das Wohlbefinden

und können helfen bei:
- Rückenschmerzen
- Migräne
- Stress
- Verdauungsstörungen
- Schlafproblemen
- Nervosität

Meine langjährige Erfahrung in der Arbeit mit Kindern ist, dass sie die Stille- und Entspannungsübungen nach einiger Zeit unglaublich genießen, Stille und Ruhe als etwas Wertvolles erleben und diese Phasen auch einfordern.

Um aber dorthin zu kommen, braucht es manchmal ein paar Zwischenstufen, denn nicht jeder kann gleich stillsitzen oder liegen. Aus diesem Grund ist es wichtig, die Übungen **regelmäßig** im Unterrichtsalltag zu verankern und **zunächst nur wenige** Übungen anzubieten, bis diese den Kindern bekannt und vertraut sind.

Die vorgestellten Übungen und Ideen eignen sich gerade am Morgen sehr gut, um den Kindern einen guten Start in den Tag zu ermöglichen und um Energie für den Tag zu bekommen, aber natürlich auch zwischen den Stunden und zur Rhythmisierung des Schulalltags.

1.2. Rhythmisierung des Unterrichts: Balance aus Anspannung und Entspannung im Unterricht finden

Kinder haben ein natürliches Bedürfnis nach Ruhe und Entspannung, das von den Erwachsenen leider oft übersehen wird. In der Folge werden die Kinder zu immer neuen Aktivitäten animiert, die sie letztendlich überfordern und aus der Ruhe bringen. Es kann sein, dass die

Kinder dadurch immer unruhiger und unausgeglichener werden, weil ihnen die Entspannung und Ruhe fehlen. Wir alle und Kinder mit sonderpädagogischem Förderbedarf noch viel mehr benötigen Sicherheit und Orientierung im Leben, die uns Rituale, also wiederkehrende Strukturen im Alltag, geben und die somit auch Vertrauen schaffen.

Kinder können sich – je nach Alter – eine bestimmte Zeit konzentrieren. Danach suchen sie sich irgendeine Form der Entspannung, indem sie etwas trinken, aufstehen, mit den Gedanken abschweifen oder eine andere Art der Unterbrechung finden. Ideal wäre es, wenn die Schülerinnen und Schüler ihrem natürlichen Bedürfnis nach Bewegung und Entspannung selbstständig nachkommen könnten, weil sie mit den Übungen bereits vertraut sind und diese entweder auf dem Stuhl ausführen können oder sich für kurze Zeit in die stille Ecke im Klassenzimmer zurückziehen, wenn sie eine Pause benötigen.

Es ist deshalb wichtig, sensibel auf die Stimmungen der Kinder zu reagieren und ihnen im Schulalltag sowohl ausreichend Bewegungsphasen als auch stille Phasen anzubieten, um den Unterricht in einen gesunden Rhythmus zu bringen.

Im Schulalltag ist es meist schwierig, dem natürlichen Rhythmus der Kinder zu folgen. Entgegen der häufigen Meinung, dass nicht lernspezifische Übungen Zeitverschwendung seien, ist es für die Lehrpersonen und Kinder auf längere Sicht gesehen unglaublich gewinnbringend, den Unterricht aufzulockern, lange Lernphasen zu unterbrechen und Bewegungs-, Entspannungs-, Stille- und Konzentrationsübungen durchzuführen, denn danach sind die Kinder meist aufnahmebereiter und die Arbeit ist viel effektiver, wenn die Kinder klar, entspannt und konzentriert sind. Dafür reichen kurze Unterbrechungen von einigen Minuten vollkommen aus.

Wenn die Kinder sich in ihren Bedürfnissen ernst genommen fühlen, entsteht ein harmonisches Miteinander, eine Atmosphäre des Vertrauens und der Kooperation, in der die Schülerinnen und Schüler mit Freude und Motivation lernen.

2. Ruhe- und Stilleübungen im Unterricht

Wie bereits erwähnt ist es wichtig, den Schülerinnen und Schülern Zeiten für Bewegung, Stille und Entspannung zu geben. Regelmäßige Stilleübungen helfen, den Pegel der Stresshormone im Körper zu senken, und versetzen den Körper in die Lage, überhaupt entspannen zu können.

Die folgenden Übungen lassen sich wunderbar in den Schulalltag einbauen und fördern das Miteinander und die Beziehung zwischen den Kindern und den Lehrkräften und den Schülerinnen und Schülern untereinander. Sie bilden einen wichtigen Gegenpol zum oft stressigen und lauten Schulalltag. Die Kinder lernen mithilfe der Übungen, sich zu erholen, zu beruhigen und zu ihrer Mitte zu finden. Die Fähigkeit, aus der Bewegung in die Ruhe zu kommen, ist eine Kompetenz, auf die die Kinder ein Leben lang zurückgreifen können.

Bei einigen Übungen ist die Atmung mitberücksichtigt. Für viele Kinder wird es anfangs schwer sein, den Atem wahrzunehmen und die Ein- und Ausatmung zu steuern. Zudem sind Kinder erst ab ca. sieben Jahren in der Lage, den Atem bewusst zu steuern. Daher sind die Atemrichtungen nur als Empfehlung zu betrachten, um älteren Kindern eine zusätzliche Möglichkeit zu bieten. Mit zunehmender Übung wird sich der Atem bei den Kindern vertiefen und sie sind auch in der Lage, die Atemrichtungen einzuhalten.

Hilfreiches Material, damit es bestimmt funktioniert

Klassenmaskottchen

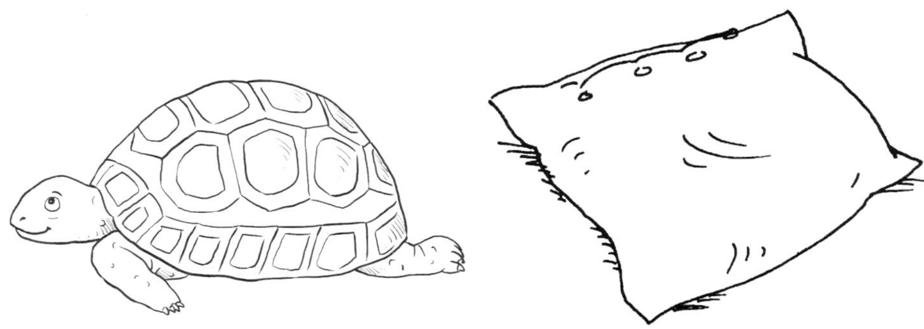

Gerade für die Kinder der 1. und 2. Klasse empfehle ich bei der Durchführung der Übungen ein Maskottchen als Identifikationsfigur. Die Schildkröte ist ein ruhiges und sehr altes Tier, das sich langsam und achtsam fortbewegt und etwas ganz Besonderes hat: einen dicken Panzer, in den sie sich jederzeit zurückziehen kann. Die Kinder können dem Maskottchen ihre Ängste, Sorgen und Wünsche anvertrauen und es ist oft leichter, die Übungen auszuführen, wenn nicht die Lehrkraft sie anleitet, sondern ein Helfer. Zudem wird den Kindern klar, dass immer dann die Übungen ausgeführt werden, wenn das Klassenmaskottchen hervorgeholt wird.

Zu Schuljahresbeginn dürfen die Kinder ihr Kuschelkissen und ein Kuscheltier mit in die Schule nehmen, die einen besonderen Platz im Klassenzimmer bekommen. Diese können schnell bei Entspannungsübungen, Atemübungen und Fantasiereisen eingesetzt werden und schaffen für die Kinder eine besondere und schöne Atmosphäre.

Für den Unterricht selbst eignen sich Kopfhörer. Das können Kopfhörer sein, die Geräusche ausblenden, um beispielsweise ein Arbeitsprodukt konzentriert fertigstellen zu können, ohne vom

Umgebungslärm gestört zu werden. Oder Kopfhörer z. B. für ein Lernspiel am Computer, damit auch die anderen Kinder nicht gestört werden.

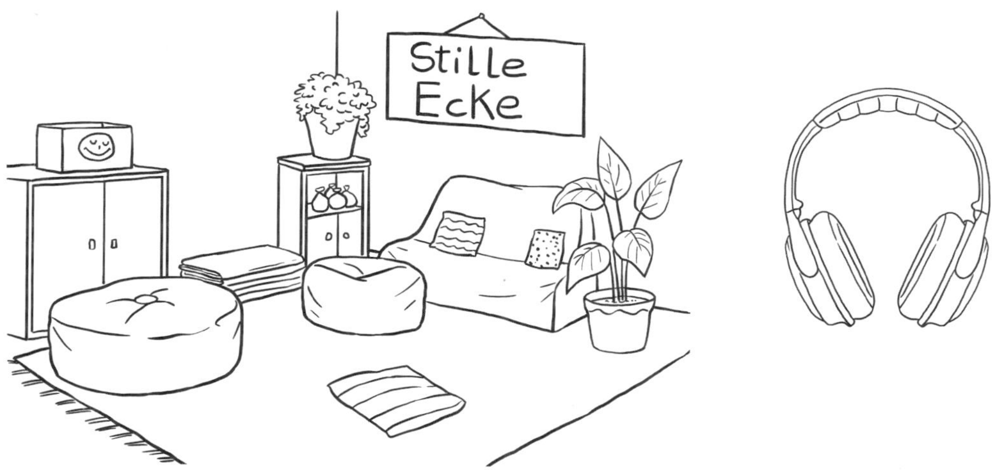

Wenn ausreichend Platz im Klassenzimmer zur Verfügung steht, hat sich eine „stille Ecke", sehr bewährt. Es gilt die klare Regel, dass ein Kind in der stillen Ecke nicht gestört werden darf. In der stillen Ecke können beruhigende Atemübungen durchgeführt, kurze Fantasiereisen angehört oder einfach entspannt werden. Die Kinder genießen die Zeit in der stillen Ecke nach meiner Erfahrung sehr, vor allem wenn der Ort mit Teppichen ausgelegt, mit Pflanzen dekoriert und mit Kissen gemütlich hergerichtet wird.

Sollte im Klassenzimmer kein zusätzlicher Platz zur Verfügung stehen, könnte auch ein schöner Stuhl als „stiller Platz" für Atemübungen, Fantasiereisen und kurze, selbst gewählte Auszeiten genutzt werden. Für noch mehr Ruhe und Entspannung könnte ein Paravent sorgen.

Materialideen: Ideenkiste mit beruhigenden Übungen, Augenkissen, Kopfhörer, Entspannungskistchen, evtl. ein Duftspray

Jeder Mensch ist anders und jeder von uns benötigt unterschiedliche Gegebenheiten, um gut entspannen zu können. Finden Sie gemeinsam mit Ihrer Klasse heraus, was den Kindern guttut. Das kann ein guter Duft, das Anzünden einer Kerze, Anti-Stress-Bälle, Igelbälle, Musik oder Augensäckchen sein.

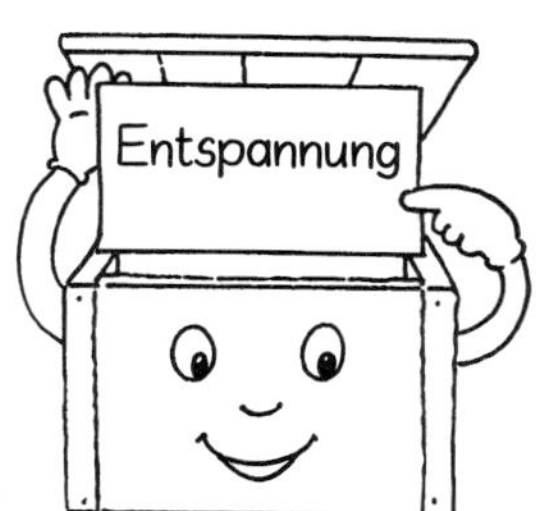

Eine Kerze oder ein guter Duft helfen außerdem bei der Etablierung dieses wiederkehrenden Rituals und helfen den Kindern, durch den Wiedererkennungswert leichter in die Ruhe und Entspannung zu finden.

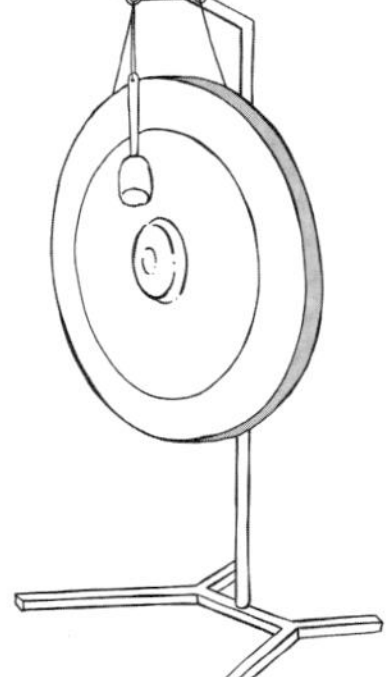

Instrumente

Ein wohlklingendes, schönes Instrument, z. B. Klangschale, Dreiklang, Kalimba, Gong, zeigt den Beginn der Entspannungsübung an, hilft dabei, die Übungen zu ritualisieren und den Kindern schneller in die Entspannung zu kommen.

Signalkarten

Zum Anzeigen einer Fantasiereise, einer Bewegungspause, einer Atemübung etc. haben sich Signalkarten (siehe Kopiervorlagen im Anhang) als stummer Impuls und als visuelle Unterstützung in meinem Unterricht sehr bewährt. Sie sind nach den Kapiteln angeordnet. So wissen die Schüler sofort, was als Nächstes kommt, ohne dass dazu viel gesprochen oder erklärt werden muss. Der Einsatz von Signalkarten als Visualisierungshilfe entlastet den auditiven Informationskanal der Kinder, dient in besonderer Weise der Aufmerksamkeitssicherung und als Verständnishilfe und bringt Ruhe in die Klasse. Die Kinder werden dadurch gut auf die nachfolgende Übung vorbereitet. Die Signalkarte 1 steht für sich und ist z. B. als **Türschild** sehr gut verwendbar.

Damit die Übungen wirklich in Ruhe und ungestört durchgeführt werden können, ist es sinnvoll, ein „Bitte nicht stören!"-Schild an die Tür zu hängen.

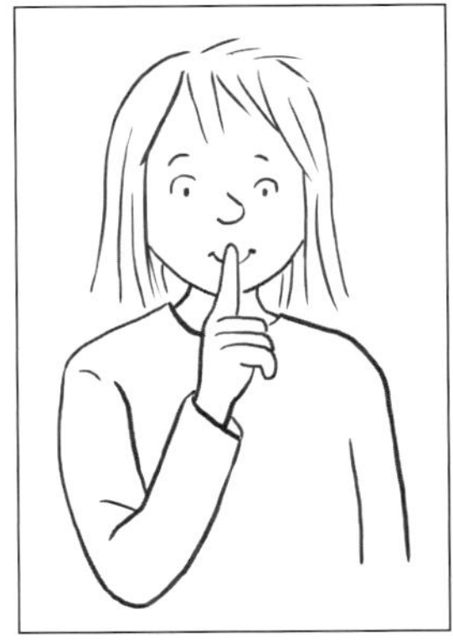

1. Bitte nicht stören!

Die Fülle der nachfolgenden Übungen mag vielleicht einschüchtern. Aber die Vorschläge sind wie eine Werkzeug- und Ideenkiste gedacht, die Sie benutzen können, und aus eigener Erfahrung weiß ich, dass die Übungen wirken. Ich persönlich habe in Blöcken von sechs Wochen gearbeitet und mich innerhalb dieses Zeitraums jeweils auf eine Kategorie konzentriert.

Probieren Sie es einfach aus und vertrauen Sie sich und den Kindern, die mit zunehmender Übung genau spüren, was ihnen guttut.

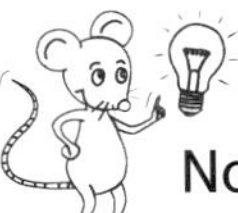

Noch ein kleiner **Tipp** vorweg:

Verankern Sie Ruhe, Konzentrations- und Entspannungsphasen im Stundenplan, um sie auch wirklich regelmäßig durchzuführen. So können sich die Kinder darauf einstellen und Ruhephasen gehen in die Normalität des Schulalltags über. Die Techniken, die die Kinder lernen, werden für sie im Leben genauso nützlich sein wie das Lesen, das Schreiben und das Rechnen.

Die Teilnahme an den Übungen ist absolut freiwillig. Arbeiten Sie mit den Kindern, die gerne an den Übungen teilnehmen. Vielleicht benötigen die Kinder, die nicht mitmachen möchten, eine Zeit der Beobachtung, die ihnen Sicherheit gibt, und sie schließen sich einfach später an.

Zum Umgang bei Unruhe und Unsicherheit:

Natürlich kann es – gerade am Anfang – vorkommen, dass die Übungen für die Kinder ungewohnt sind und sie darüber lachen und sich damit nicht ganz wohlfühlen.

Erklären Sie den Kindern vorab,

- dass die Übungen – so wie alles, was neu ist – anfangs ungewohnt sind und es etwas Übung braucht, um sich daran zu gewöhnen.
- dass es anfangs nicht einfach ist, still zu sein, und es unterschiedlich gut gelingen kann.
- dass sich aber Stille einüben lässt und es sich dann sehr gut anfühlt.
- dass es immer guttut, etwas Neues auszuprobieren und eine neue Erfahrung zu machen.
- dass eine neue Erfahrung auch Spaß machen kann.

2.1. Achtsamkeitsübungen

Sind Achtsamkeitsübungen „nur" ein neuer Trend? Und was genau bedeutet Achtsamkeit überhaupt?

„Achtsamkeit ist ein aufmerksames Beobachten, ein Gewahrsein, das völlig frei von Motiven oder Wünschen ist, ein Beobachten ohne jegliche Interpretation oder Verzerrung."[7] Jiddu Krishnamurti

Kurz gesagt: Wenn wir achtsam sind, sind wir **ganz im Moment**, also aufmerksam. Wir nehmen diesen sehr bewusst wahr, ohne an die Vergangenheit oder die Zukunft zu denken.

Achtsamkeitsübungen wirken entschleunigend und stressreduzierend und schaffen mehr Körperbewusstsein, indem sie uns helfen, ganz in den Moment einzutauchen. Sie fördern die bewusste Wahrnehmung, die Konzentration auf nur eine Sache.

Achtsamkeit kann trainiert werden. Wenn die Kinder lernen, auf ihren Körper zu achten und ihre Gedanken zu beobachten, fühlen sie sich besser, weil sie ihre Bedürfnisse und Gefühle spüren, **sich auf eine Sache fokussieren lernen** und mit zunehmender Übung fällt es den Schülerinnen und Schülern auch leichter, sich zu konzentrieren.

Achtsamkeitsübungen lassen sich im Alltag sehr leicht einbauen. Jede noch so einfache Handlung kann zu einer Achtsamkeitsübung werden. Beispielsweise der Weg in die Schule kann intensiv wahrgenommen werden, wenn die Kinder sich vorstellen, dass ihr Kopf eine Kamera ist und die Augen Fotos von den schönsten Eindrücken machen.

Vier Übungen für mehr Achtsamkeit im Schulalltag:

Klasse 1–3

1 Achtsamkeitsspiel „Was fehlt?"

Wo? Stuhlkreis oder Sitzkreis auf dem Boden

Material:

- Tuch
- Gegenstände zu einem Thema (z. B. Meer)

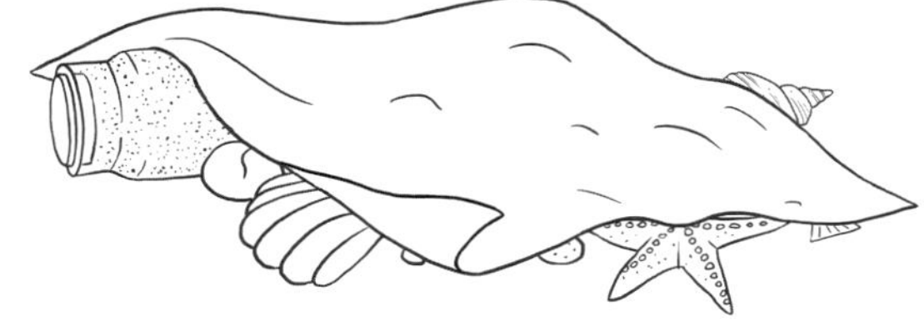

Die Kinder kommen im Sitzkreis auf dem Boden zusammen. Unter einem Tuch liegen sieben Gegenstände. Schön wäre es, wenn die Gegenstände zu einem Thema passend (z. B. Meer) ausgewählt würden oder vielleicht von den Kindern in der Natur gesammelt wurden. Während die Kinder die Augen schließen, wird ein Gegenstand weggenommen. Die Kinder raten, welcher Gegenstand entfernt wurde.

Klasse 1–5

2 Die Apfelmeditation

Wo? Stuhlkreis oder Sitzkreis auf dem Boden

Material:

- geschnittene Apfelstücke

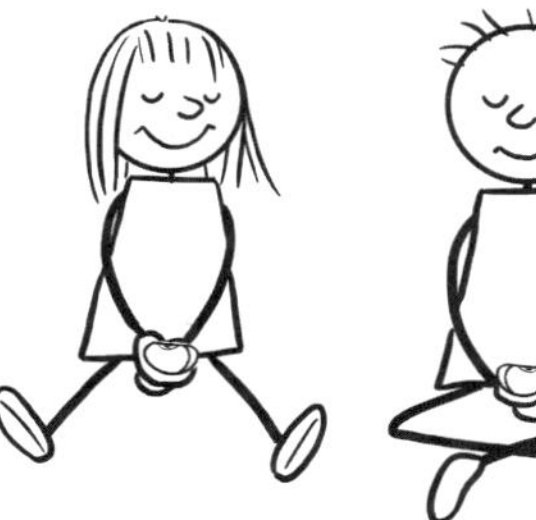

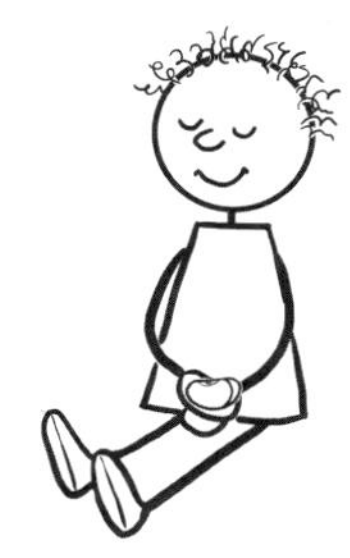

7 Zitat von www.mymonk.de, abgerufen am 10. Dezember 2021

Die Kinder sitzen auf ihrem Stuhl oder auf dem Boden im Sitzkreis, schließen die Augen und bekommen ein Stück Apfel in die Hände gelegt. Voraussetzung dafür ist, dass kein Kind eine Allergie hat. Die Kinder befühlen zunächst das Apfelstück, riechen daran und versuchen zu erraten, worum es sich handelt. Wenn sie es nicht erraten, dürfen sie das Apfelstück in den Mund nehmen und beschreiben, wie es sich auf der Zunge anfühlt und wie es schmeckt. Es ist oft gar nicht leicht herauszufinden, um welche Speise es sich handelt, wenn man das Essen nicht sieht.

Diese Übung lenkt die Achtsamkeit der Schüler auf ihren Geschmacks- und Geruchssinn. Essen kann eine sehr sinnliche Beschäftigung sein, an der nicht nur der Geschmackssinn, sondern auch der Geruchssinn und das Aussehen des Essens beteiligt sind.

3 Das Stimmungsbarometer

Wo? *Stuhlkreis oder auf dem Platz, Gruppenübung*

Material:

- *ggf. Arbeitsblatt Achtsamkeit mit Smileys (siehe Anhang)*

 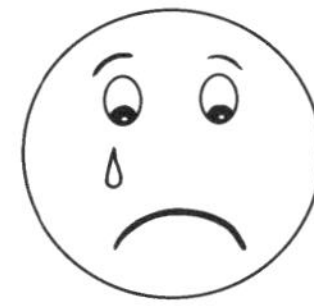   

Diese Achtsamkeitsübung eignet sich sehr gut für den Tagesbeginn. Die Kinder sitzen entspannt auf ihren Stühlen, die Wirbelsäule ist möglichst gerade. Sie machen drei tiefe und ruhige Atemzüge – gerne mit geschlossenen Augen. Anschließend werden die Kinder angeleitet zu spüren, wie sie sich fühlen, wie ihre Stimmung ist. Vielleicht fühlen sie sich schwer wie ein Stein oder leicht wie eine Feder.

Anschließend können die Kinder eine Farbe ihrer Wahl nehmen und ihre Stimmung aufmalen. Das Arbeitsblatt im Anhang hilft den Schülerinnen und Schülern dabei, ihre Gefühle bewusst wahrzunehmen und zu benennen und so achtsam in den Tag oder in eine neue Stunde, ein neues Thema zu starten.

Für mich war es als Lehrerin immer sehr wichtig zu erfahren, wie es den Kindern geht. Manchmal hatten die Kinder schon auf dem Weg zur Schule negative Erlebnisse, die sie belasten. Allein die Möglichkeit, sich auszusprechen, von der Lehrkraft und den Mitschülerinnen und Mitschülern gesehen und wahrgenommen zu werden, half ihnen sehr oft dabei, den Ärger zu verarbeiten und sich dann besser auf das Lernen konzentrieren zu können.

Unsere Stimmung beeinflusst die Art und Weise unseres Handelns. Indem die Kinder ihre Stimmung und ihre Gefühle wahrnehmen, können sie lernen, diese im Positiven zu verändern und erfahren, dass ihre Stimmungen und Gefühle nicht zwingend ihre Handlungen beeinflussen.

Klasse 1–4

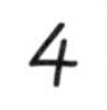

4 Mein besonderer Stein

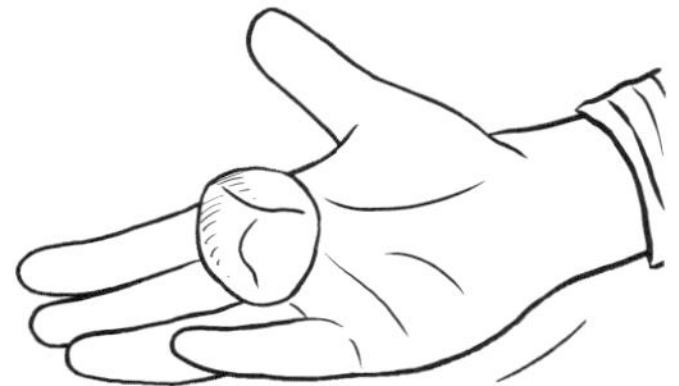

Wo? Stuhlkreis oder Sitzkreis auf dem Boden

Material:

- *gesammelte Steine, Glasschale mit Wasser*

Sammeln Sie gemeinsam mit den Kindern bei einem Spaziergang Steine oder die Kinder bringen einen Stein von zu Hause mit. Alternativ bieten sich für diese Übung auch Halbedelsteine an, die es in den schönsten Farben gibt. Im Kreis auf dem Stuhl oder auf dem Boden sitzend, wird der von den Kindern ausgesuchte Stein mit allen Sinnen untersucht und beschrieben. Welche Form, Größe und welches Aussehen hat er? Wie fühlt er sich in der Hand an? Wie riecht der Stein? Hat der Stein eine Besonderheit? Welche Geschichte könnte der Stein erzählen?

Anschließend können die Schülerinnen und Schüler reihum ihren Stein in eine große Glasschale mit Wasser gleiten lassen. Dabei beobachten sie den Stein, wie er nach unten auf den Boden der Schüssel sinkt. Erst wenn der Stein unten angekommen ist, ist das nächste Kind an der Reihe.

Diese meditative Übung hat in der Regel eine magische Wirkung auf die Kinder. Steine und Wasser üben auf Kinder eine besondere Faszination aus. Die Übung hilft ihnen, zur Ruhe und in die Stille zu kommen.

2.2. Dankbarkeitsübungen

Viele Kinder mit sonderpädagogischem Förderbedarf haben ein sehr negatives Selbstbild und trauen sich wenig zu. Regelmäßig durchgeführte Dankbarkeitsübungen stärken die Zufriedenheit der Schülerinnen und Schüler und können so zu einem besseren Selbstwertgefühl und zu einer guten Klassenatmosphäre beitragen. Die Kinder lernen, aus ihren oft negativen Gedankenmustern auszusteigen und den **Fokus** auf **positive Gedanken** und **Gefühle** zu legen. Dankbarkeit ist ein gutes Gefühl, weil eine materielle oder immaterielle Zuwendung anerkannt und geschätzt wird. Dankbarkeitsübungen setzen Achtsamkeit voraus und relativieren ein leistungsbezogenes Denken.

Studien in der Positiven Psychologie[8] belegen, dass es einen Zusammenhang zwischen Dankbarkeit und Wohlbefinden gibt, d.h. beispielsweise eine höhere Frustrationstoleranz, weniger Vermeidungsstrategien und erfolgreiche Konfliktbewältigungsstrategien, vor allem auch in Krisensituationen bei den Kindern.

Das Empfinden von Dankbarkeit hat viele positive Auswirkungen, was gerade auch für Kinder mit sonderpädagogischem Förderbedarf wichtig ist, und es lohnt sich sehr, Dankbarkeitsübungen oder ein Dankbarkeitsritual regelmäßig durchzuführen und mit den Kindern einzuüben.

Um eine besondere Atmosphäre zu schaffen und um den Kindern zu signalisieren, dass es jetzt nicht um Lernen und Leistung geht, sondern um das Dankbarkeitsritual der Klasse, können Sie eine vielleicht sogar gemeinsam gestaltete Dankbarkeitskerze anzünden und einen besonders schönen Dankbarkeitsstein für die Klasse auswählen.

8 Vgl. R. Emmons, 2003, abgerufen 10. Dezember 2021 von www.spiegel.de/gesundheit/psychologie/dankbarkeit-die-wurzel-fuer-gesundheit-und-wohlbefinden-a-1124119.html

Im Folgenden drei Übungsvorschläge dazu:

Klasse 1–3

5 Die Dankbarkeitsreflexion

Wo? *Stuhlkreis oder auf dem Platz*

Material:

- *ein einzelner Stein*

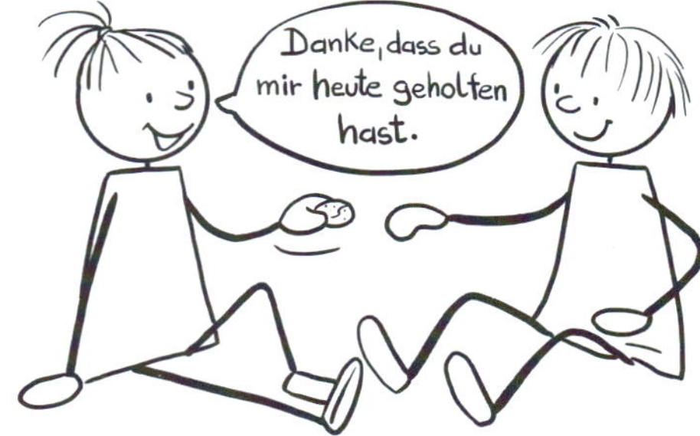

Am Ende des Schultages wird den Kindern mithilfe von geeigneten Fragen Gelegenheit gegeben, sich an etwas Schönes zu erinnern und Dankbarkeit dafür auszudrücken. Das kann im Stuhlkreis in mündlicher Form sein oder die Schüler und Schülerinnen malen oder schreiben eine Situation auf ein Stück Papier. Im Stuhlkreis kann der Dankbarkeitsstein verwendet werden. Nur das Kind, das den Stein in der Hand hält, sagt, wofür es dankbar ist. Danach wird der Stein an ein anderes Kind weitergegeben.

Mögliche Fragen wären:

- Was war heute am schönsten für dich?
- Wer hat dir heute eine Freude gemacht?
- Was hat dir heute besonders Spaß gemacht?

Oft ist den Kindern nicht bewusst, dass ihr Verhalten einen anderen glücklich gemacht hat und wertgeschätzt wird.[9] In der Reflexionsphase haben sie die Möglichkeit, schöne Momente, die sie im Tagesverlauf erlebt haben, zu teilen. In der Folge strengen sich die Kinder meist an, um einem anderen eine Freude zu machen, was sich wiederum positiv auf das Klassenklima, den Klassenzusammenhalt und die Zusammenarbeit in der Klasse auswirkt. Alle erfahren sich so als wichtiger Teil der Klassengemeinschaft.

Klasse 1–5

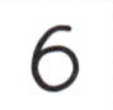

6 Der Dankbarkeitsatem

Wo? *Stuhlkreis oder Sitzkreis auf dem Boden*

Material:

- *Tuch*
- *Gegenstände zu einem Thema (z. B. Meer)*

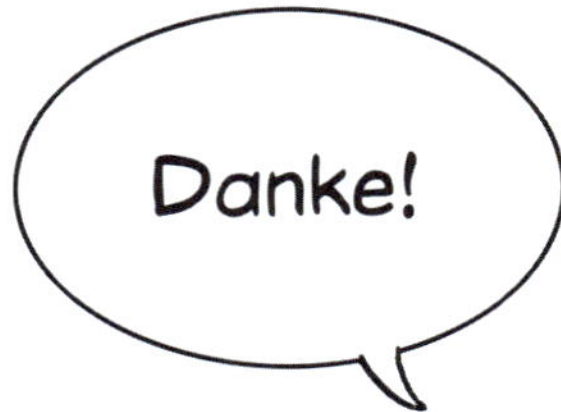

Mit der „Dankbarkeitsatmung“ stellt sich schnell ein Gefühl der Dankbarkeit ein und Menschen, die Dankbarkeit ausstrahlen, sind wie Magnete, denn wer dankbar ist, vermittelt auch anderen Menschen in seiner Umgebung dieses Gefühl.

---

9 Vgl. https://www.fritzundfraenzi.ch/video/gemeinsam-klasse/dankbarkeit-uben-um-das-klassenklime-zu-verbessern, abgerufen am 10. Dezember 2021

Die Kinder sitzen auf dem Stuhl oder auf dem Boden. Wenn sie möchten, können sie die Augen schließen und zunächst tief ein- und ausatmen. Mit jeder Ausatmung sagen sie laut oder leise **„Danke"**. Vielleicht gibt es tatsächlich etwas, wofür sie gerade dankbar sind. Wenn der Fokus regelmäßig in der Klasse auf das Thema Dankbarkeit gelegt wird, fällt es den Schülerinnen und Schülern immer leichter, etwas zu finden, wofür sie dankbar sind.

Eine besonders schöne und andere Kultur wertschätzende Variante ist es, das Wort „Danke" in verschiedenen Sprachen zu sagen:

Englisch: thanks
Italienisch: grazie
Französisch: merci
Isländisch: takk
Arabisch: shokran
Griechisch: efkharistó
Hindi: dhanyawad
Japanisch: doumo
Spanisch: gracias
Türkisch: teşekürler

Klasse 3–5

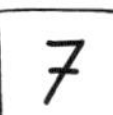

Das Dankbarkeitstagebuch

Wo? *Auf dem Platz*

Material:

- *Dankbarkeitsarbeitsblatt (siehe Anhang)*

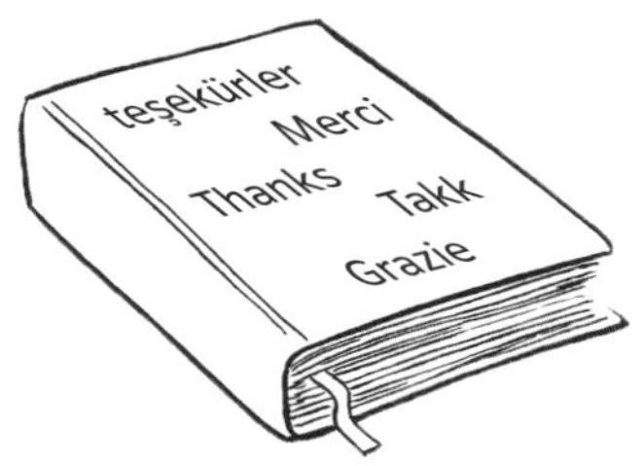

Ältere Kinder können Dankbarkeitsblätter ausfüllen, die in einem Hefter gesammelt und am Ende des Schuljahres zu einem Dankbarkeitstagebuch gebunden werden. Auf den Blättern befinden sich zielführende Fragen und Platz für Kreativität.

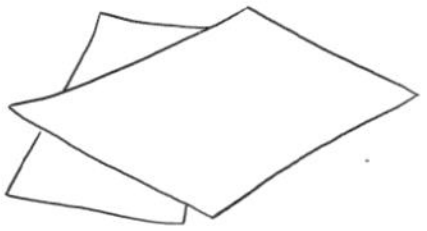

Es hat sich gezeigt, dass es sinnvoll ist, Dankbarkeitsübungen über längere Zeit hinweg nur einmal pro Woche durchzuführen, damit diese wirkungsvoll sind und auch bleiben.

2.3. Atemübungen

Durch Konzentration auf das Fließen des Atems im eigenen Körper – Atemübungen sind zugleich auch Achtsamkeitsübungen – kommen die Kinder zur Ruhe und entspannen sich. Atemübungen helfen den Schülerinnen und Schülern dabei, ihre Emotionen besser zu kontrollieren und fördern auch die Aufmerksamkeit.

Ein bewusster und tiefer Atem versorgt zudem die Organe, Muskeln und Zellen mit **Sauerstoff** und **beruhigt das Nervensystem**. Es gibt verschiedene Techniken, um den Atem für Kinder fühlbar und sichtbar zu machen. Eine sehr schöne Übung dafür ist die tiefe Bauchatmung.

Klasse 1–2

8 Die Kuscheltierwelle

Wo? *Auf dem Boden*

Material:

- *Kuscheltier oder Sandtier*

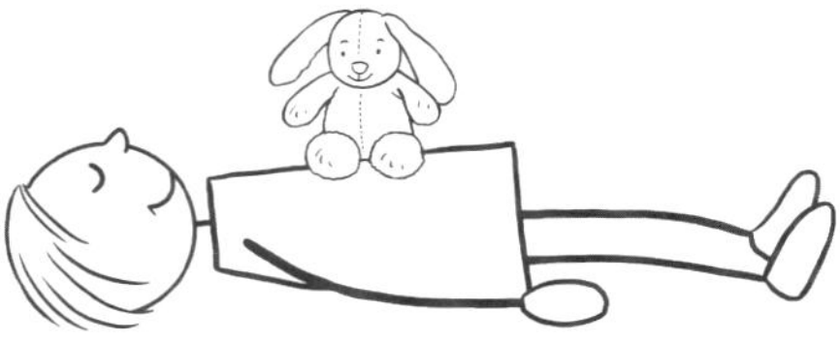

Die Kinder legen sich in Rückenlage auf den Boden – idealerweise im Kreis mit dem Kopf nach innen ausgerichtet – und setzen sich ein Kuscheltier oder Sandtier auf den Bauch. Wenn die Kinder langsam und tief einatmen, hebt sich der Bauch. Bei der Ausatmung senkt sich der Bauch wieder, sodass der Atem wie eine Welle durch den Körper geht, auf dem das Kuscheltier oder Sandtier schwimmen kann.

Mit dieser Technik lernen die Kinder die Bauch- oder Zwerchfellatmung. Das Zwerchfell ist ein Muskel, der unter den Lungen aufgespannt ist. Er trennt den Brustraum vom Bauchraum und ist der Hauptatemmuskel. Seine Form erinnert an die Form eines Regenschirms. Das Zwerchfell sollte bei jeder Art von gesunder Atmung beteiligt sein.

Eine tiefe Bauchatmung wirkt sehr beruhigend und entspannend. Diese Übung eignet sich gut in der Früh, denn sie hilft den Kindern, sich zu zentrieren, und macht sie aufnahmebereiter, aber auch zwischendurch oder am Tagesende.

Klasse 1–5

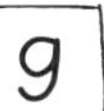

9 Der Luftballon

Wo? *Stuhlkreis, Sitzkreis auf dem Boden oder auf dem Platz*

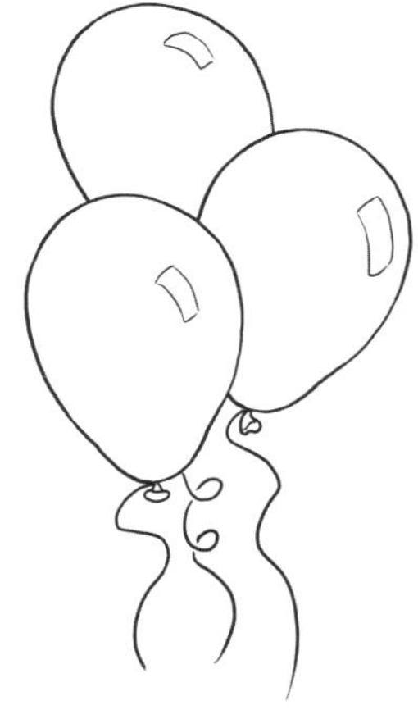

Die Kinder sitzen an ihrem Platz, im Stuhlkreis oder auf dem Boden im Schneidersitz. Die Hände liegen auf dem Bauch.

Die Kinder werden angeleitet, sich vorzustellen, dass sie einen wunderschönen und sehr großen Luftballon im Bauch haben, den sie mit der Einatmung aufblasen. Wenn der Luftballon groß genug ist, lassen sie die Luft wieder langsam durch die Nase entweichen. Die Kinder fühlen mit den Händen die Bewegung des Atems und sehen, wie der Bauch sich aufbläst und die Luft anschließend wieder entweicht und der Bauch wieder kleiner wird.

Nach drei bis vier Runden kommen die Schüler in die Kindhaltung (siehe Übung 18; Ruhe und Stille finden) und entspannen.

Klasse 1–2

Diese Übung kann auch lustig gestaltet werden, indem die Kinder ihren Luftballon im Bauch mit kurzen Einatemstößen aufblasen, bis er ganz voll ist und dann die Luft geräuschvoll entweichen lassen und dabei in sich zusammensinken wie ein leerer Luftballon. Nach einigen Runden können die Kinder auch nach dieser Übung in der Kindhaltung entspannen.

Klasse 1–5

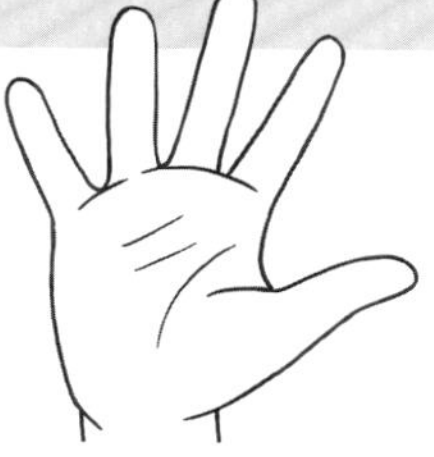

10 Alle-5-Atem

Wo? Auf dem Platz oder in der stillen Ecke

Die Kinder sitzen bequem auf dem Stuhl, atmen tief durch die Nase ein und zählen mithilfe der Finger langsam bis fünf. Dabei strecken sie langsam jeweils einen Finger, bis die ganze Hand geöffnet und alle Finger gestreckt sind. Mit der Ausatmung wird rückwärtsgezählt und dabei jeweils ein Finger mit jeder Zahl eingeklappt bis zur Faust.

Diese Atemübung fördert die Konzentration und hilft, Dinge gelassener zu sehen und sich zu entspannen.

Die Übung eignet sich sehr gut für die stille Ecke. Die Kinder können sich hier eine kleine Pause gönnen und Ereignisse verarbeiten, die sie stressen oder aus dem Gleichgewicht bringen. Hier kann auch nur eine geöffnete Hand der Lehrkraft als nonverbales Zeichen für die Kinder eine Erinnerung sein, die Atemübung in der stillen Ecke durchzuführen. Bereits nach zwei bis drei Runden wird der Effekt spürbar.

2.4. Atemspiele

Das Pusten ist eine sehr schöne, spielerische und lustige Übung für die Schülerinnen und Schüler, um den Atem bewusst wahrzunehmen und zu steuern. Die Kinder lernen, die Stärke des Windstroms zu kontrollieren, und spüren die Kraft ihres Atems. Zudem wird die Mundmotorik trainiert und der Atemfluss verbessert.

Klasse 1–3

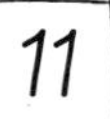

11 Wattepusten

Wo? Auf dem Platz

Material:

- *Tisch mit aufgeklebtem Spielfeld, Watte, evtl. Strohhalm*
- *Partnerübung!*

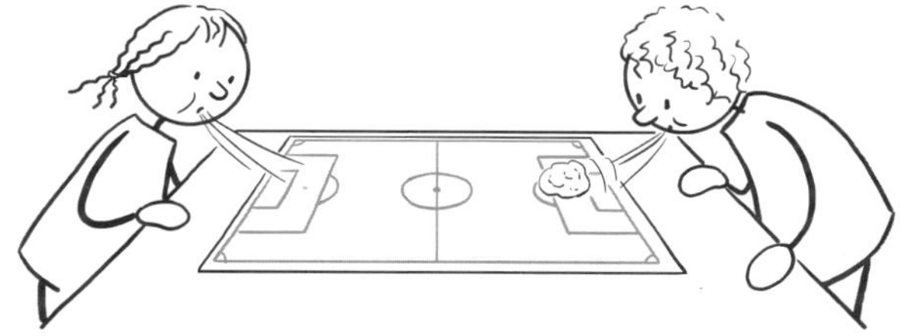

Auf einen Tisch werden ein Fußballfeld und zwei Tore geklebt. Die Kinder versuchen, ihre Wattekugel über den Tisch und in das gegnerische Tor zu pusten. Dabei können sie stark oder schwach pusten und den Atem in verschiedene Richtungen lenken und so vielfältige Erfahrungen mit ihrem Atem machen.

Variante: Zur Förderung der Mundmotorik können die Kinder mithilfe eines Strohhalmes die Wattekugel pusten.

12 Pustestifte

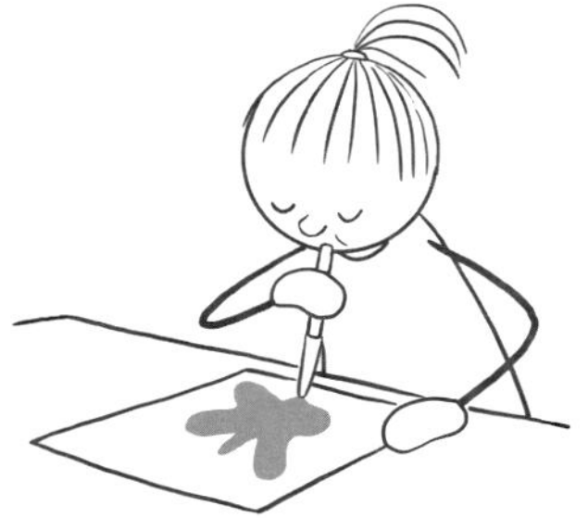

Wo? Auf dem Platz

Material:

- *Pustestifte, Schablonen, Papier*

Die Pustestifte eignen sich gut dazu, den Atem sichtbar zu machen, und fördern zudem die Mundmotorik. Die Kinder pusten oben in die Stifte hinein. Die Farbe erscheint aber erst dann auf dem Papier, wenn der orale Druck hoch genug ist, damit die Farbe auf das Papier gepustet werden kann.

Dabei können die Kinder zunächst frei mit den Stiften experimentieren und kreativ Muster erfinden und später Schablonen verwenden.

Diese Stifte lassen sich auch sehr gut beim Buchstabenlernen einsetzen, indem die Kinder die Form der Buchstaben mithilfe der Stifte nachpusten. Die Schülerinnen und Schüler können wählen, ob sie diese frei oder mit vorgefertigten Buchstabenschablonen pusten möchten.

13 Mein Farbklecksbild

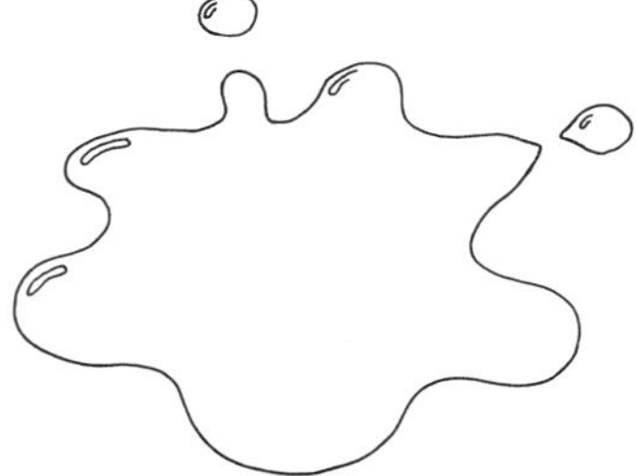

Wo? Auf dem Platz

Material:

- *Wasserfarben, Wasser, Papier, Strohhalm*

Diese Übung passt sehr gut für den Kunstunterricht, kann aber natürlich auch einfach zur Entspannung zwischendurch ausgeführt werden. Die Kinder verteilen auf ein großes Blatt Papier bunte Wasserfarbentropfen. Anschließend pusten sie mit einem Strohhalm die Wassertropfen in alle Richtungen größer. Es entsteht ein schönes, buntes Farbklecksbild.

Variante: Alle Kinder blasen mithilfe eines Strohhalms gemeinsam ein Farbklecksbild, das als Gemeinschaftsbild im Klassenzimmer aufgehängt wird.

Klasse 1–3

14 Luftschlangen pusten

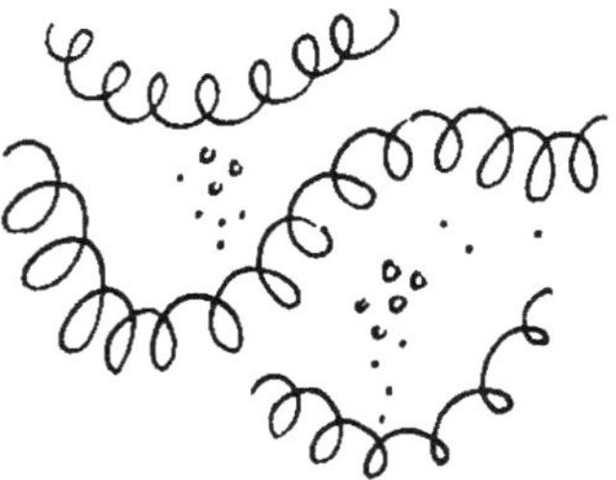

Wo? Stuhlkreis oder Sitzkreis auf dem Boden

Material:

- *Tablett oder Korb, Luftschlangen*

Die Lehrkraft präsentiert den Kindern auf einem Tablett oder in einem Korb bereits in kleine, pustbare Stücke zerlegte Luftschlangen. Die Kinder pusten die Luftschlangen möglichst lange aus und schmücken damit das Klassenzimmer. Nicht nur zur Faschingszeit ist dieses Atemspiel lustig, auch an Geburtstagen oder an Halloween kann diese Übung durchgeführt und gleichzeitig das Klassenzimmer schön dekoriert werden.

Den Kindern macht das Ausblasen der Luftschlangen großen Spaß und ganz nebenbei trainieren sie die Mundmotorik und verlängern die Ausatmung, wodurch der Parasympathikus aktiviert wird, der Teil unseres Nervensystems, der für Entspannung verantwortlich ist.

2.5. Ruhe und Stille finden

Jede Lehrkraft kennt die Situation, wenn die Kinder laut, unruhig oder aufgekratzt sind und ein konzentriertes Arbeiten nur schwer oder kaum möglich ist. Manchmal brauchen die Schülerinnen und Schüler eine Bewegungspause, bevor sie mehr zur Ruhe kommen können, manchmal benötigen sie auch nur eine Ruhepause, um Kraft zu tanken. Diese Übungen helfen dabei, die überschüssigen Energien der Kinder auszubalancieren und vermehrt innere Ruhe zu finden.

Klasse 1–2

15 *Krokodil auf dem Rücken*

Wo? Auf dem Boden

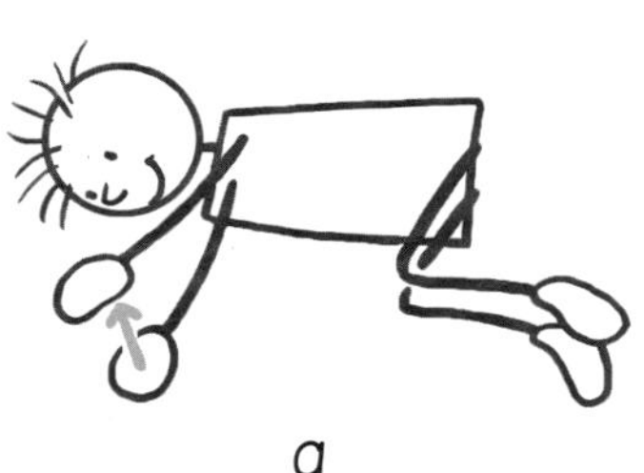

a

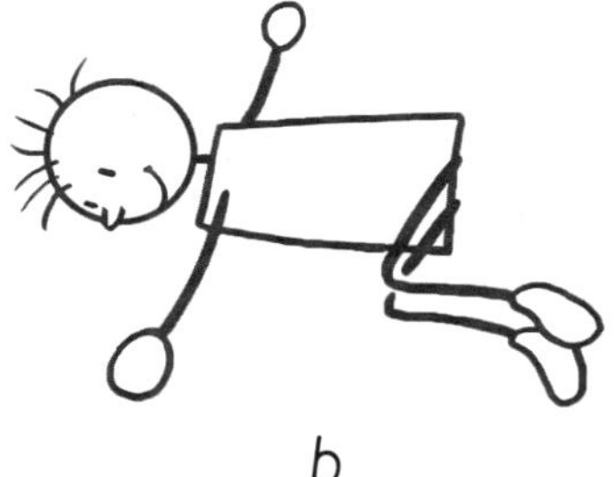

b

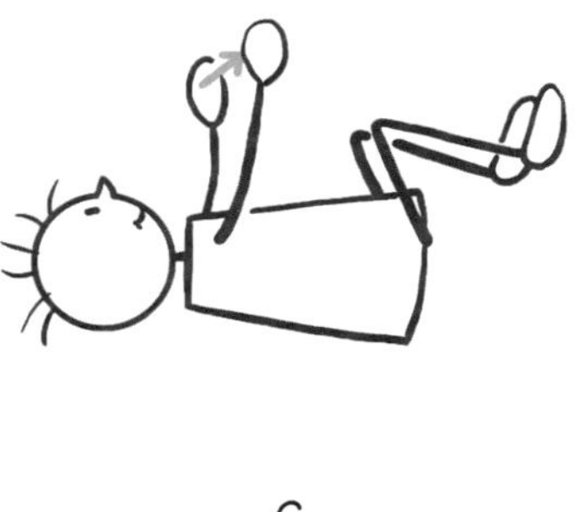

c

a Die Kinder legen sich auf den Boden und kommen auf der rechten Seite mit angewinkelten Beinen zum Liegen. Die Knie sind so weit wie möglich nach oben in die rechte Achselhöhle gezogen. Die Arme liegen ebenfalls auf der rechten Seite und liegen nach vorne ausgestreckt aufeinander
b wie bei einem Krokodilmaul. Jetzt werden die Kinder aufgefordert, das Krokodilmaul zu öffnen und den oberen Arm in Schulterhöhe zur linken Seite auszustrecken, sodass die Arme wie ein T liegen. Die Handflächen zeigen nach oben, der Kopf bewegt sich langsam mit zur linken Seite. Wenn die Kinder möchten, können sie einige Male mit einem lauten Pustegeräusch ausatmen, um alle Anspannung loszulassen.

c Nun werden die Kinder aufgefordert, das Krokodilmaul zur linken Seite wieder zu schließen, d. h. Arme zur linken Seite und mit Bauchkraft die Knie ebenfalls zur linken Seite bringen. Anschließend öffnen die Kinder das Maul zur rechten Seite, d. h. rechter Arm auf Schulterhöhe zur rechten Seite, Knie bleiben auf der linken Seite und der Kopf ebenfalls. Die Kinder können in dieser Haltung wieder einige Male mit einem lauten Pustegeräusch ausatmen. Die ganze Übung vier Mal wiederholen und jeweils in der geöffneten Haltung entspannen.

Klasse 3–5

16 Krokodil auf dem Rücken in Variation für ältere Schülerinnen und Schüler

Wo? Auf dem Boden

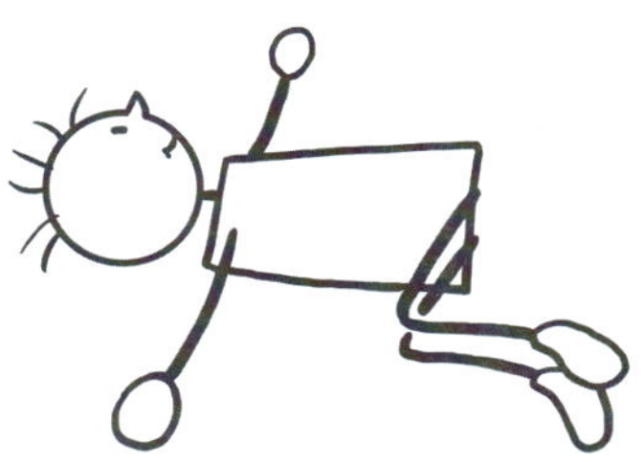

Die Kinder liegen mit angewinkelten Beinen auf dem Rücken. Die Arme sind in Schulterhöhe gehoben und nach links und rechts ausgestreckt. Die Handflächen zeigen nach unten. Wenn die Knie zur rechten Seite auf den Boden sinken, können sie hoch in Richtung der Achselhöhlen gezogen werden, der Kopf dreht zur linken Seite. Wenn die Kinder möchten, können sie mit einem lauten Pustegeräusch ausatmen, um alle Anspannung loszulassen.

Mit der Einatmung bringen sie die Beine wieder in die Mitte und lassen dann mit der Ausatmung die Knie zur linken Seite sinken. Der Kopf dreht nach rechts. Die Übung kann fünf Mal wiederholt werden. Anschließend können die Kinder in der Haltung entspannen.

17 Variante auf dem Stuhl

Wo? Auf dem Platz

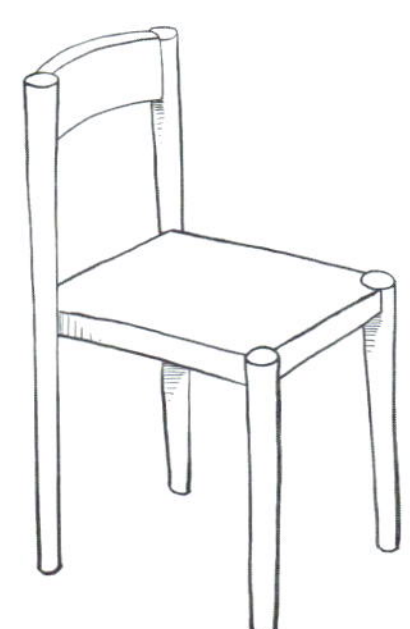

Die Kinder sitzen bequem auf dem Stuhl. Dann bringen sie mit der Einatmung die Knie und Füße zur rechten Seite des Stuhls und umfassen die Stuhllehne mit beiden Händen. Der Rücken ist gerade. Beim Blick über die rechte Schulter atmen die Kinder laut aus.

Mit der Einatmung drehen sich die Kinder zurück zur Mitte, um dann mit einer tiefen Ausatmung die Knie und Füße zur rechten Seite zu bringen und sich zur anderen Seite zu drehen. Einige Male wiederholen.

Klasse 1–3

18 Das Kind

Wo? Auf dem Boden

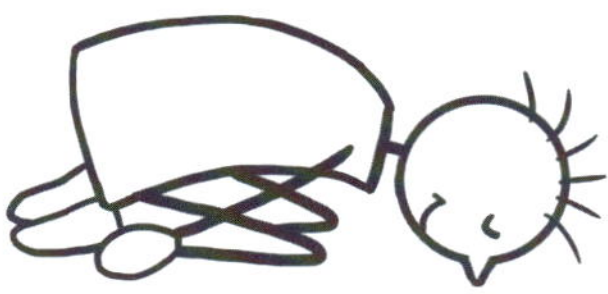

Diese beruhigende und erdende Haltung ist sehr bekannt und lässt sich vielseitig, z. B. als Maus, Mäuschen, Blumensame etc., einsetzen.

Die Kinder kommen in den Fersensitz, beugen sich nach vorne und bringen die Stirn sanft zum Boden. Die Knie können dabei etwas geöffnet sein. Die Schultern sinken zum Boden. Die Arme liegen nach hinten gestreckt, die Handflächen zeigen nach oben. Die Kinder atmen mindestens fünf Mal tief in den ganzen Rücken ein und aus.

19 Apfelstrudel

Wo? Auf dem Boden

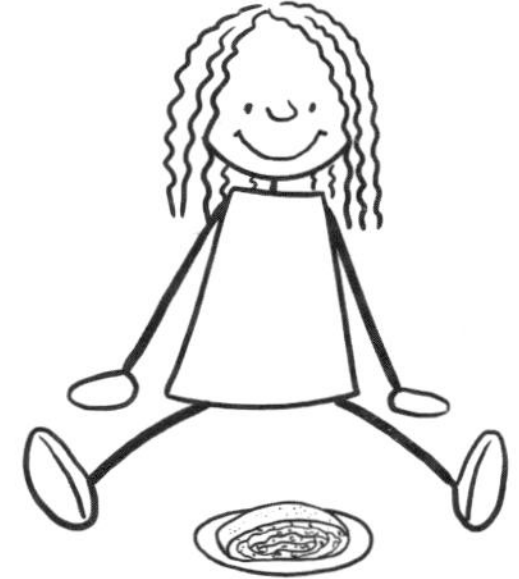

Die Kinder sitzen auf dem Boden und nehmen die Beine in einer weiten Grätsche auseinander. Zunächst wird der Strudelteig herbeigezaubert und ausgerollt. Anschließend werden auf dem ausgerollten Strudel Apfelstücke verteilt und mit den Zutaten (beispielsweise Rosinen, Walnüsse, Butterflöckchen, Zimt), die die Kinder sagen, belegt.

Dabei können die Kinder eine kleine Selbstmassage durchführen, indem sie mit den Fingerkuppen bei jeder Zutat sanft auf ihre Beine trommeln.

Wenn der Strudel fertig ist, wird er mit den Händen von oben nach unten zusammengerollt, mit Butter beträufelt, in den Ofen geschoben und anschließend aufgegessen, indem die Kinder weit nach oben greifen, aus der Hüfte heraus nach vorne klappen und so tun, als würden sie ein Stück Strudel aufessen.

Klasse 1–5

20 Achtsamkeitsspiel Partneratem

Wo? Auf dem Boden

- Partnerübung!

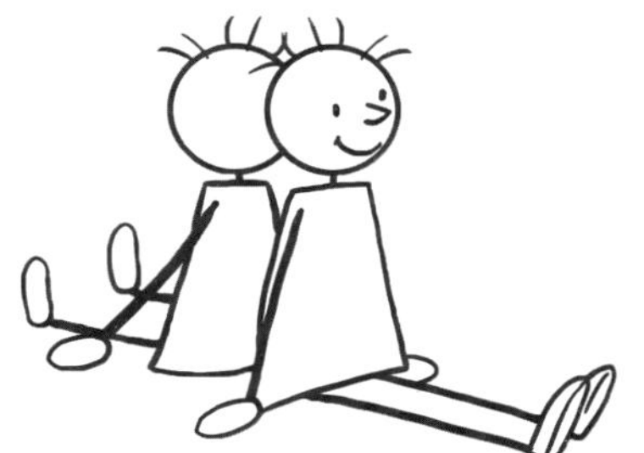

Immer zwei Kinder sitzen Rücken an Rücken auf dem Boden, im Schneidersitz oder mit ausgestreckten Beinen. Beide atmen tief und gleichmäßig ein und aus. Diese Übung wirkt sehr beruhigend und manchmal stellen die Kinder fest, dass sie gleichzeitig ein- und ausatmen.

3. Entspannung finden

Dieses Kapitel legt den Schwerpunkt auf Entspannung und ist **unterteilt in aktive und passive** Entspannungsübungen. Entspannungsübungen sind meist auf eine bestimmte sinnliche Wahrnehmung begrenzt, äußere Reize werden reduziert, sodass die Kinder ihre innere Welt erfahren können. „Die Stille ist entweder notwendige Begleiterscheinung der Aufgabe (z. B. bei den Hörübungen), oder sie entsteht in der Konzentration auf die Aufgabe von selbst."[10] Mir ist es wichtig, den Schülerinnen und Schülern einen besonders positiven Zugang zu den Übungen zu geben. Entspannen bedeutet nicht immer, ruhig dazuliegen und sich nicht zu bewegen. Entspannen kann aktiv, kreativ und mit viel Spaß verbunden sein.

3.1. Aktive Entspannungsübungen

Die aktiven Entspannungsübungen eignen sich sehr gut bei Kindern, denen es schwerfällt, ruhig liegen zu bleiben oder überhaupt zur Ruhe zu kommen. Sie sind als Vorstufe zu den passiven Entspannungsübungen gedacht. Besonders schön ist es für die Kinder, über eine Sinneserfahrung zur Ruhe zu kommen. Dafür bieten sich Stilleübungen mit einem speziellen Auftrag sehr gut an.

Klasse 1–2

21 Richtungshören

Wo? *Auf dem Platz oder auf dem Boden liegend*

Material:

- *Klangschale oder anderes Instrument*

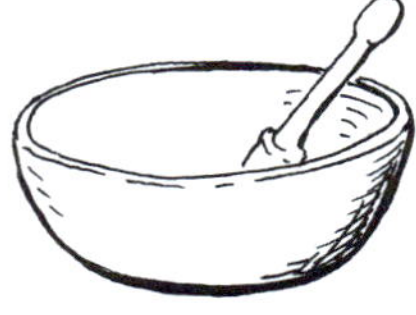

Die Kinder sitzen an ihren Arbeitstischen und legen den Kopf bequem auf den Tisch oder liegen auf dem Teppich oder auf Matten auf dem Boden, dann sind die Köpfe zur Kreismitte hin ausgerichtet.

Die Lehrkraft schlägt aus verschiedenen Richtungen im Raum eine Klangschale oder ein anderes schön klingendes Instrument an. Die Kinder zeigen mit möglichst geschlossenen Augen in die Richtung, aus der der Klang kommt.

22 Wie oft hörst du den Ton?

Wo? *auf dem Platz, im Stuhlkreis oder Sitzkreis auf dem Boden, Gruppenübung*

Material:

- *Klangschale oder anderes Instrument*

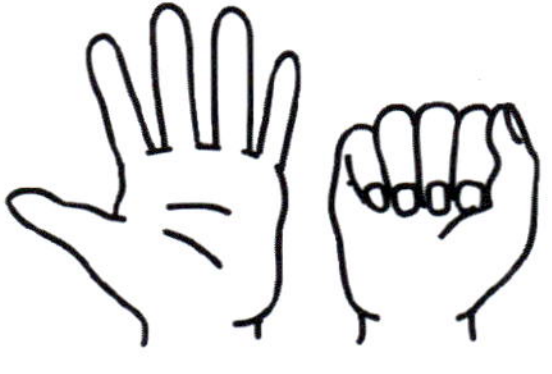

Die Kinder sitzen mit geschlossenen Augen an ihrem Platz, im Stuhlkreis oder im Sitzkreis auf dem Boden. Die Lehrkraft schlägt eine Klangschale oder ein anderes wohlklingendes Instrument einige Male an, die Schülerinnen und Schüler zeigen mit geschlossenen Augen mit den Fingern die gehörte Anzahl der Schläge.

10 Faust-Siehl u. a. 1995, S. 82

23 Hörauftrag

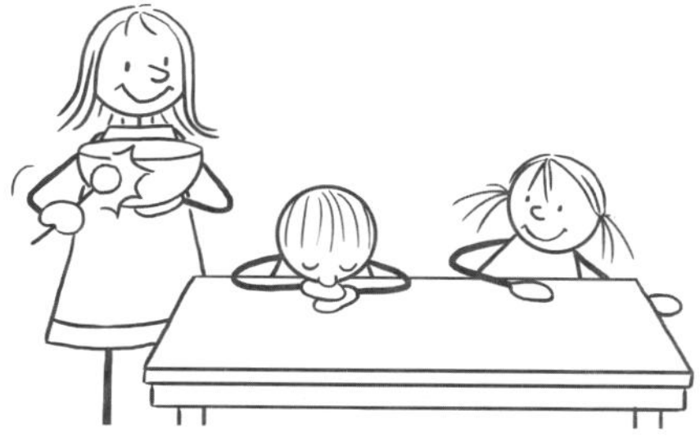

> *Wo? Auf dem Stuhl oder im Sitzkreis auf dem Boden*
>
> *Material:*
>
> - *Klangschale*

Die Kinder sitzen auf dem Boden oder auf dem Stuhl. Sie können die Augen schließen oder – wenn sie am Tisch sitzen – den Kopf auf dem Tisch ablegen. Die Lehrkraft gibt den Kindern einen Hörauftrag, wie z. B.: „Wenn ich die Klangschale sieben Mal anschlage, setzt du dich langsam auf und öffnest die Augen."

Dabei kann die Klangschale unterschiedlich oft angeschlagen werden, die Kinder zählen im Geist mit bis zur vereinbarten Anzahl an Schlägen und führen dann den Bewegungsauftrag aus.

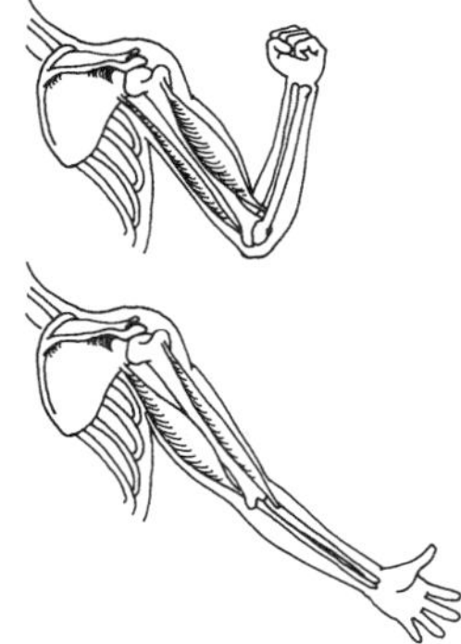

Progressive Muskelentspannung

Die progressive Muskelentspannung wurde von dem amerikanischen Arzt, Edmund Jacobson[11], entwickelt und kann sehr leicht erlernt und jederzeit eingesetzt werden, um tief in die Entspannung und Regeneration zu kommen. Sie führt zu Ruhe und Gelassenheit und hilft bei Angst und Nervosität, wenn sie regelmäßig durchgeführt wird. Dazu werden verschiedene Muskelgruppen angespannt und wieder entspannt. Die progressive Muskelentspannung kann für jüngere Kinder in eine **Fantasiereise** eingebettet werden (siehe Übung Nr. 24), ältere Schülerinnen und Schüler spannen die Muskelgruppen nach Ansage der Lehrkraft an.

Die Übung kann im Sitzen oder auf dem Boden liegend durchgeführt werden. Im Liegen ist die Übung allerdings effektiver. Aus diesem Grund ist die Anleitung auch für das Liegen auf dem Boden verfasst. Es ist sinnvoll, mit den Kindern zuvor die Muskeln zu besprechen, die angespannt und wieder entspannt werden. Wenn sie die **Muskeln mit Namen kennen** und wissen, wo sie sich befinden, können sie zudem mehr Körperbewusstsein erlangen.

Der ganze Körper wird von unten nach oben angespannt und bereitet ihn für die anschließende Entspannungshaltung vor.

Klasse 1–3

24 Progressive Muskelentspannung „Auf der Frühlingswiese"

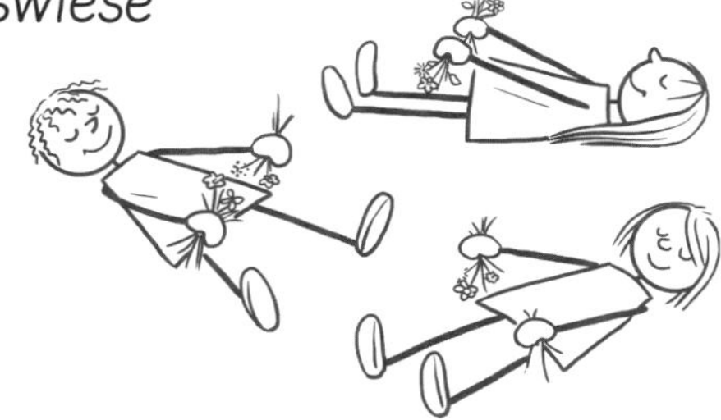

> *Wo? Auf dem Boden*
>
> *Material:*
>
> - *Text, Taschentuch, evtl. Feder und Decke*

Leiten Sie die Kinder mit sanfter Stimme und im langsamen Sprechtempo an, die vereinbarten Muskelgruppen anzuspannen und die Spannung maximal fünf Sekunden zu halten. Bei kleineren

11 E. Jacobson: Entspannung als Therapie. Progressive Relaxation in Theorie und Praxis. Aus dem Amerikanischen von Karin Wirth. 7. Auflage. Klett-Cotta, Stuttgart 1990

Kindern kann eine leichte Berührung z. B. mit einer Feder helfen, die richtige Muskelgruppe zu lokalisieren, anzuspannen und wieder zu entspannen.

„Auf der Frühlingswiese"

Vorbereitung: Legen Sie vor die Füße jedes Kindes ein ausgebreitetes Taschentuch auf den Boden. Die Kinder können, wenn sie möchten, ein Augensäckchen auf die Augen legen.

Vorlesetext: „Mach es dir bequem. Deine Arme liegen neben deinem Körper und deine Beine liegen ausgestreckt und entspannt auf dem Boden. Atme ruhig durch die Nase ein und aus. Wenn es sich für dich gut anfühlt, dann schließe bitte die Augen.

Stell dir vor, du liegst auf einer Frühlingswiese. Die Blumen um dich herum duften herrlich, die Sonne scheint und wärmt dich und du hörst die Vögel zwitschern. Das Gras, auf dem du liegst, fühlt sich angenehm weich und warm an.

Spüre deine Füße und die Zehen, wie sie im Gras liegen. Spann dann deine Füße an, mach sie ganz klein, fühle das Gras zwischen deinen Zehen und halte die Anspannung. Zähl leise bis fünf und lass dann deine Füße wieder locker.

Stell dir jetzt vor, dass du mit deinen Füßen ein paar Blumen pflücken möchtest. Versuch, wenn du möchtest, das Taschentuch, das vor dir auf dem Boden liegt, abwechselnd mit den Füßen aufzuheben. Streck dabei jeweils das ganze Bein und halte das Tuch, also die Blume, für einen Moment in der Luft. Lass das Taschentuch wieder los und genieße die Entspannung für einige Atemzüge.

Jetzt umgreifst du einige Blumen mit den Händen, hältst sie ganz fest in deinen Fäusten, zählst leise bis fünf und lässt dann die Blumen wieder los. Balle jetzt deine Hände zu Fäusten und atme tief und ruhig und zähl wieder leise bis fünf. Lass dann deine Hände wieder locker, leg sie entspannt auf der Wiese ab und genieße die Entspannung für ein paar Atemzüge. Spüre, wie sich deine Hände jetzt anfühlen.

Ein leichter, warmer Wind kommt auf und die Grashalme beginnen im Wind zu schaukeln. Einige Grashalme kitzeln dich an der Nase und im Gesicht und du beginnst laut zu lachen. Spüre, wie sich dein Bauch anfühlt, wenn du lachst. Du kannst laut oder leise lachen. Spanne deinen ganzen Bauch fest an, zähle leise bis fünf und lass deinen Bauch dann wieder locker. Genieße, wie entspannt sich dein Bauch jetzt anfühlt.

Stell dir jetzt vor, ein Käfer krabbelt über dein ganzes Gesicht, deine Augen, deine Wangen, deine Stirn, alles zieht sich ganz klein zusammen, weil der Käfer dich mit seinen Beinchen im Gesicht kitzelt. Lass das Gesicht so klein und zähle leise bis fünf. Dann lass dein Gesicht wieder los und spüre das schöne Gefühl der Entspannung.

Spüre, wie ruhig und entspannt du jetzt bist. Bleib hier noch eine Weile so entspannt liegen. Wackle dann mit den Zehen, beweg die Finger, wenn du möchtest, streck dich lang und komm langsam nach oben zum Sitzen."

Sie können die Kinder entweder langsam zurückholen oder Sie schließen die Fledermausentspannungsübung (siehe „Passive Entspannungsübungen") an, die sich im Anschluss an die progressive Muskelentspannung sehr gut anbietet.

Dann wäre es gut, wenn die Kinder sich bereits vor der progressiven Muskelentspannung auf eine Decke in Dreiecksform legen würden. Dabei zeigt eine Spitze nach unten zu den Füßen. Der Kopf liegt an der langen Seite. Dann brauchen die Kinder für die Fledermausentspannung nur noch die Flügel um sich herum legen und sich in die Decke kuscheln.

Klasse 3–5

25 Progressive Muskelentspannung „Zitrone"

Wo? Auf dem Boden oder auf dem Platz

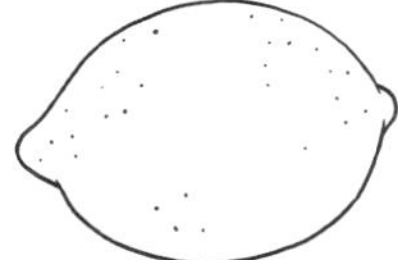

Spann alle Muskeln in deinem Körper fest an, ball deine Hände zu Fäusten, heb deine Beine, deinen Oberkörper und deine Arme weg vom Boden, spann auch dein Gesicht fest an, als wenn du in eine saure Zitrone gebissen hättest. Zähl leise bis fünf und lass dann alles wieder los. Diese Übung kann ein paar Mal wiederholt werden.

Klasse 1–4

26 Meine Zauberblume

Wo? Stuhlkreis oder Sitzkreis auf dem Boden

Material:

- *Chiffontücher*

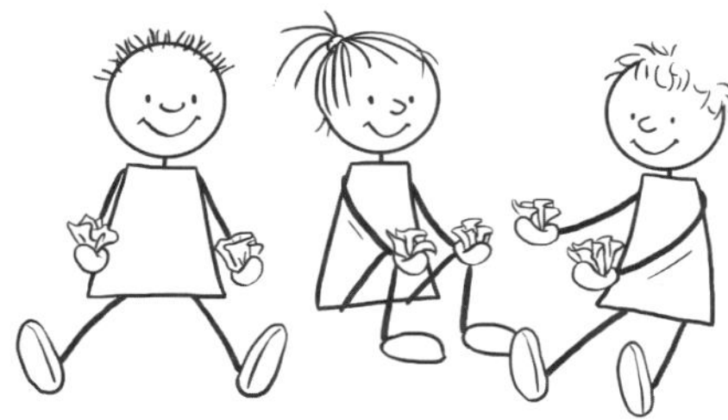

Für diese magische und zauberhafte Übung werden Chiffontücher benötigt. Die Kinder sitzen im Kreis, nehmen ein Tuch in beide Hände, knüllen es ganz fest zusammen, bis nichts mehr von dem Tuch herausschaut. Dann lassen die Kinder reihum nacheinander die Tücher wie Blumen langsam in ihren Händen aufgehen. Die Übung kann beispielsweise als Geburtstagsritual, zum Frühlingsbeginn oder als kurze Entspannungsübung durchgeführt werden. Diese Übung hat tatsächlich Zauberkräfte, denn die Kinder finden diese Übung durchweg schön und sie hat eine sehr beruhigende Wirkung.

27 Flüsterpost

Wo? Stuhlkreis oder Sitzkreis auf dem Boden

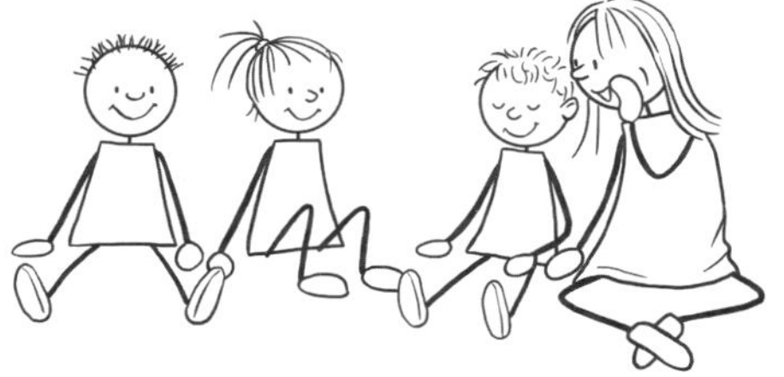

Die Schülerinnen und Schüler sitzen im Kreis. Ein Begriff, der eventuell zum Stundenthema passt, wird einem Kind ins Ohr geflüstert. Das Kind flüstert den Begriff dem nächsten Kind ins Ohr, bis am Schluss das Wort laut gesagt oder – wenn es sich anbietet (z. B., wenn es sich um ein Tier, eine Pflanze, ein Geräusch handelt) – vorgemacht und von allen gemeinsam wiederholt wird.

28 Naturmandala

Wo? Tuch; Sitzkreis auf dem Boden, Gruppenübung

Material:

- *Naturmaterialien in ausreichender Anzahl*

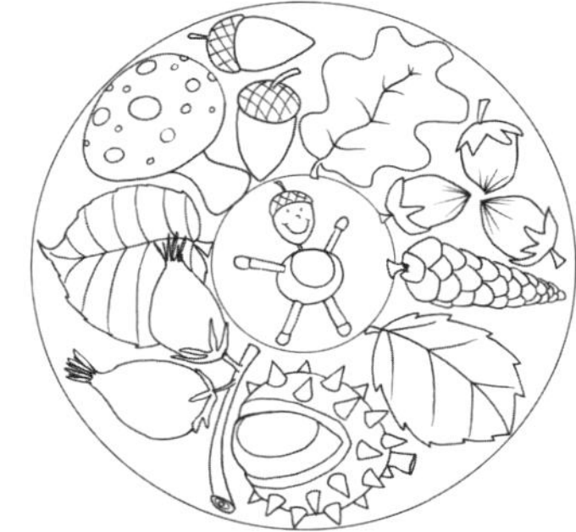

Die Lehrkraft und die Kinder bringen schöne Naturmaterialien mit (Steine, Tannenzapfen, Muscheln, Federn etc.) oder diese werden bei einem gemeinsamen Ausflug gesammelt. Die **Anzahl der Materialien** sollte mindestens der Anzahl der Kinder entsprechen, besser ein paar mehr, damit das letzte Kind, das an der Reihe ist, auch noch eine Wahlmöglichkeit hat.

Im Kreis werden reihum die Materialien auf einem schönen Tuch abgelegt und es entsteht ein wunderschönes Gemeinschaftsprodukt.

Klasse 1–5

29 *Langschläfer*

Wo? Auf dem Boden

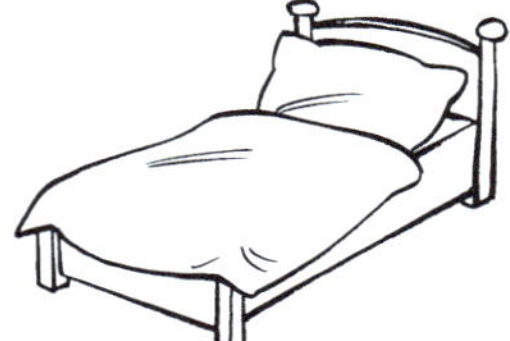

Alle Kinder legen sich auf den Boden in einer Entspannungshaltung ihrer Wahl. Wenn möglich schließen sie die Augen. Die Lehrkraft weckt die Schülerinnen und Schüler nacheinander durch ein sanftes Antippen an der Schulter. Nach und nach stehen sie auf und verhalten sich ganz ruhig. Wenn nur noch ein Kind am Boden liegt, bilden alle einen Kreis um das schlafende Kind und wecken es mit dem Satz: „Du bist der/die Langschläfer/-in!"

3.2. Passive Entspannungsübungen

Bei den passiven Entspannungsübungen wird die Aufmerksamkeit der Kinder mithilfe der Übungen mehr und mehr nach innen gerichtet. Für viele Kinder sind derartige Erfahrungen neu und es braucht sicherlich Geduld, Anleitung und Durchhaltevermögen, um den Kindern diesen Erfahrungsraum zu eröffnen.

Können sich die Kinder aber darauf einlassen, profitieren sie sehr davon und lernen, sich zu beruhigen, zu erholen, ihre Mitte zu finden und zu entspannen, was gerade vor Schularbeiten gewinnbringend ist.

Maureen Murdock[12] schreibt: „Fantasiereisen sind ein sehr wirksames Lernwerkzeug. Durch die Nutzung unserer Vorstellungskraft vergrößern wir unsere Konzentration und unser Gedächtnis, verbessern das theoretische Lernen und bringen es z. B. im sportlichen Bereich zu Höchstleistungen. Positive, entspannende Bilder helfen uns, Stress zu verringern."

Geeignete Zeitpunkte für die Wahl der Entspannungsübungen sind: vor dem Unterricht, nach der Pause, nach dem Sportunterricht, zwischen anstrengenden Unterrichtseinheiten, vor Schularbeiten und am Schultagesende.

Für die passiven Entspannungsübungen bietet es sich an, nach der Durchführung einige Minuten zusätzlich einzuplanen, damit die Kinder ihre Erfahrungen mitteilen oder verarbeiten können. Das kann im mündlichen Austausch, in Form einer kurzen Geschichte oder auf kreative Art und Weise sein.

Es ist mir wichtig, darauf hinzuweisen, dass Kinder im Grundschulalter noch nicht in der Lage sind, ihre Erlebnisse abstrakt zu erfassen oder gar in die Selbstreflexion zu gehen, wie es Erwachsene tun. Wenn die Kinder sich dazu äußern möchten, so geschieht dies absolut freiwillig und wertungsfrei. Erfahrungsgemäß ist es aber so, dass Kinder manchmal das Erlebte auf irgendeine Art und Weise ausdrücken möchten, und dazu sollte ihnen Gelegenheit gegeben werden.

---

12 M. Murdock: Dann trägt mich meine Wolke. Wie Große und Kleine spielend leicht lernen. Verlag Peter Hess, 2009. S. 13

Natürlich kann beispielsweise eine Fantasiereise auch als Einstieg in ein Stundenthema z. B. im Rahmen des Kunstunterrichts oder zum Anregen der Fantasie für eine Kurzgeschichte oder zum kreativen Schreiben im Deutschunterricht eingesetzt werden, aber nicht immer, damit die Kinder die Einheiten genießen können, ohne dass damit jeweils ein Unterrichtsthema verbunden ist.

Vorbereitung:

Schaffen Sie eine besondere Atmosphäre mit schöner Musik, ruhiger Stimme, frischer Luft, angenehmer Raumtemperatur und vielleicht einer Kerze, damit die Schülerinnen und Schüler sich wohlfühlen. Die Kinder sollten einfühlsam und behutsam an die Übungen herangeführt werden, damit die Erfahrungen positiv besetzt sind.

Jedes Kind benötigt unterschiedlich viel Zeit, um zur Ruhe zu kommen. Manchmal bietet sich vor den Übungen ein kurzes, nicht zu aktives Bewegungsspiel an, um die Energien der Kinder auszugleichen. Die Übungen **46**, **49**, **54** und **55** sind beispielsweise sehr gut dazu geeignet, den Körper auf die Entspannungsübungen vorzubereiten.

Gerade Kinder mit sonderpädagogischem Förderbedarf profitieren von tiefensensorischen Reizen, weil sie die Körperwahrnehmung verstärken und ihnen helfen, sich besser zu spüren und zu entspannen. Aus diesem Grund benutze ich gerne für die Entspannungshaltungen etwas schwerere Decken zum Zudecken, Sandtiere oder Kuscheltiere, die auf den Bauch gelegt werden, Augenkissen für die Augen oder um zum Beispiel die Arme und Beine der Kinder zu beschweren (siehe Übung „Geschenkverpackung"). Viele Kinder mögen das gerne. Das Gewicht der Decken, Tiere und Augenkissen fühlt sich so an, als ob die Kinder berührt werden und sie können sich so geborgen und beschützt fühlen.

Klasse 1–5

30 *Fledermausentspannung*

Wo? *Auf dem Boden*

Material:

- *Decke, Kuscheltier oder Sandtier, evtl. Augenkissen*

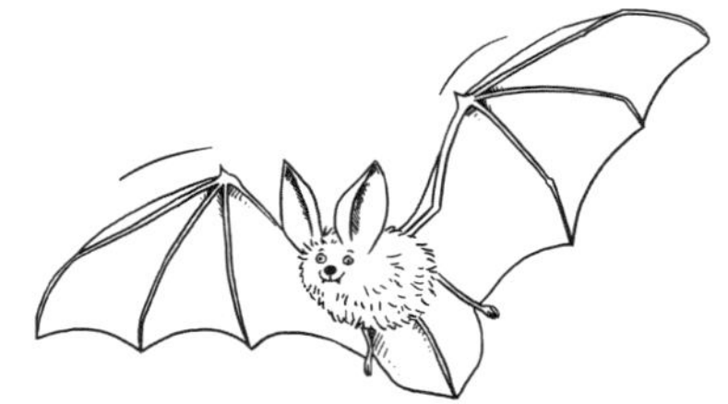

Die progressive Muskelentspannung, die unter den aktiven Entspannungshaltungen genau beschrieben ist, kann dieser Entspannungshaltung vorausgehen und bereitet die Kinder gut auf die Fledermausentspannung vor.

Für die Fledermausentspannung können die Kinder sich wie eine Fledermaus, die ihre Flügel um sich legt, in eine Decke einwickeln. Manche Kinder mögen es gerne, in einer Decke eingewickelt, vielleicht mit einem Augenkissen auf den Augen, zur Ruhe zu kommen, andere Kinder liegen lieber auf dem Bauch oder auf der Seite. Jede Entspannungshaltung ist erlaubt, wichtig ist, dass die Kinder sich wohlfühlen und für einige Minuten ruhig liegen bleiben können.

Ein Kuscheltier oder Sandtier auf dem Bauch hilft den Schülerinnen und Schülern, ihren Fokus auf die Bauchatmung zu bringen.

Um in der Entspannungszeit noch tiefer in die Stille eintauchen zu können, können Sie mit den Kindern die nachfolgende Fantasiereise durchführen. So bleiben die Kinder wach und entspannt, denn die Entspannungszeit ist nicht als Nickerchen gedacht und die Schülerinnen und Schüler schaffen es vielleicht zunehmend länger, liegen zu bleiben.

31 Traumreise „Mein Geheimplatz im Baum"

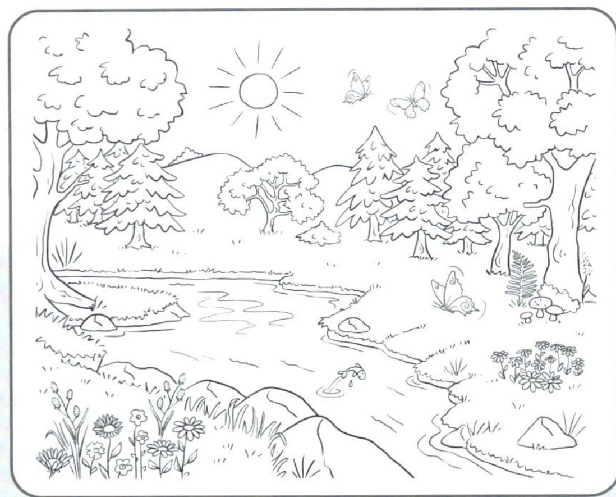

Diese Fantasiereise kann auch allein für sich stehen und unabhängig von anderen Übungen durchgeführt werden.

Vorlesetext: „Mach es dir im Liegen oder im Sitzen ganz bequem. Wenn du magst, schließ deine Augen.

Stell dir vor, du gehst im Wald spazieren. Es ist ein wunderschöner, heller Wald. Die Vögel zwitschern, die Schmetterlinge spielen miteinander und ein Bach rauscht. Das Sonnenlicht scheint durch die Blätter und du freust dich über den schönen Spaziergang im Wald.

Du gehst tiefer in den Wald hinein, da bemerkst du eine Tür in einem Baum. Du trittst näher an den Baum heran, öffnest die Tür und siehst im Inneren des Baumes einen großen Raum. Du betrittst diesen wunderschönen, großen Raum, in dem viele große und kleine Pflanzen wachsen, die du noch nie gesehen hast. Es sieht fast wie im Dschungel aus. Da entdeckst du einen großen Stuhl in der Mitte des Zimmers. Er sieht so einladend aus, dass du dich daraufsetzt. Du fühlst dich hier sehr wohl und bewunderst die verschiedenartigen Pflanzen, die in allen Farben leuchten. Du hast so viel Zeit, wie du brauchst, um dir alles anzusehen. (längere Pause)

Es ist wunderschön, hier in Stille zu sitzen. Es ist so ruhig und friedlich, dass du selbst auch ganz ruhig wirst. All deine Gedanken kommen zur Ruhe und du fühlst dich ruhig, friedlich und gelassen. Genieß die Ruhe, so lange wie du möchtest. (längere Pause)

Langsam kommt die Traumreise zum Ende. Du stehst langsam auf und verlässt den schönen Raum. Du gehst aus der Tür im Baum nach draußen, verabschiedest dich von dem Baum und hörst die Geräusche des Waldes um dich herum.

Spüre die Ruhe und Gelassenheit in dir. Du weißt, dass du jederzeit zu dem Baum zurückkehren kannst, wenn du Ruhe und Stille brauchst.

Wackle mit den Zehen und mit den Fingern. Langsam öffnest du die Augen, reckst dich und streckst dich und kommst wieder ganz hier im Raum an."

32 Feder spüren

Wo? *Auf dem Platz*

Material:

- *Feder*

Für eine kurze und schnelle Entspannung und einen ruhigen Abschluss am Ende des Schultages eignet sich diese Übung sehr gut. Alle Kinder schließen die Augen und legen den Kopf bequem auf dem Tisch ab.

Die Lehrkraft oder eines der Kinder wartet einige Zeit ab und weckt die Kinder anschließend durch ein sanftes Streicheln mit der Feder.

33 Apfelstrudelteigmassage

Wo? Auf dem Boden

- Partnerübung!

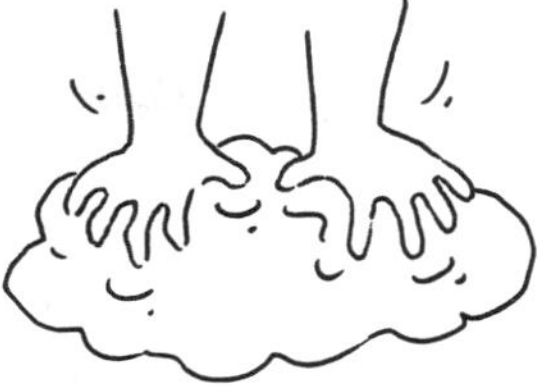

Weiter oben habe ich bereits die Übung 19 „Apfelstrudel" beschrieben. Dazu passt es sehr gut, zuvor simulativ einen Teig herzustellen.

Jeweils zwei Kinder finden sich zusammen. Ein Kind liegt in Bauchlage auf dem Boden. Das andere Kind massiert achtsam den Partner. Alle Teigzutaten werden zunächst mit einem Reimspruch (z. B. „Ene, mene, mei, Apfelstrudelteig herbei!") herbeigezaubert und der Teig wird vorsichtig durchgeknetet, langgestrichen und in wiederkehrenden Kreisen bearbeitet, bis er fertig ist.

Es gilt eine wichtige Regel: Nur links und rechts von der Wirbelsäule massieren, nicht auf der Wirbelsäule.

34 Igelballmassage

Wo? Auf dem Boden

Material:

- Igelball
- Partnerübung!

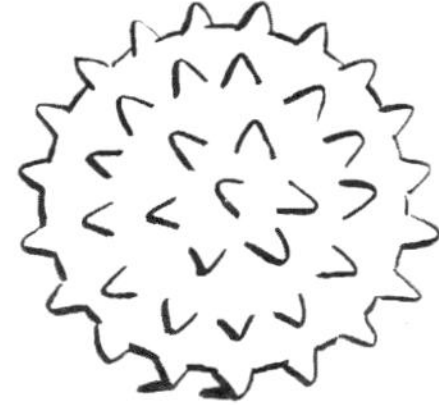

Der Igelball ist ein wunderbares Hilfsmittel, zu dem die Schülerinnen und Schüler immer wieder gerne greifen, um sich gegenseitig zu massieren. Es gibt unterschiedliche Härtestufen, so können die Kinder wählen, welchen Igelball sie bevorzugen.

Massageidee:

- Die Kinder finden sich mit einem Partner zusammen. Ein Kind liegt in Bauchlage auf dem Boden, das andere Kind legt einen Igelball auf eine Fußsohle des Kindes und hält diesen fest.
- Die Fußsohle ist die Igelhöhle, in der der Igel schläft.
- Der Igel wacht auf und schaut neugierig aus seiner Igelhöhle heraus (Ferse).
- Der Igel spürt, dass er Hunger hat. Er tippelt neugierig die Straße hinauf (Bein) und platscht aus Versehen in eine Pfütze (Kniekehle).
- Über einen kleinen Hügel (Po) geht es in Kurven und Zickzacklinien weiter nach oben den Berg hinauf (Rücken nach oben bis zu den Schulterblättern).
- Dort findet er ganz viele Würmer, die er frisst (Igelball zwischen Schulterblättern hin- und herbewegen).
- Als der Igel fertig ist, sieht er eine Schlange, die sich hin- und herschlängelt (Arm hinunter bis zur Hand).
- Dann schlängelt sich die Schlange wieder nach oben (den Arm wieder hinauf) und findet eine Bergquelle (vorsichtig im Nacken hin- und herrollen).
- Auf der anderen Seite sieht er ebenfalls eine Schlange, die sich hinunterschlängelt (anderen Arm hinunter bis zur Hand) und sich wieder den Berg nach oben schlängelt (Arm wieder hinaufrollen).

- Jetzt ist der Igel müde und trippelt den ganz Berg wieder in Zickzacklinien und Kurven hinunter (Rücken), geht über den Hügel (Po andere Seite) und läuft den restlichen Weg zu seiner Höhle (anderes Bein).
- In seiner Höhle angekommen (Fußsohle), rollt er sich ein und bewegt sich hin und her, bis er die richtige Position gefunden hat, in der er gut einschlafen kann.

Dann tauschen die Kinder die Rollen.

Klasse 1–5

35 Geschenkverpackung

Wo? *Auf dem Boden*

Material:

- *Sandsäckchen oder Augensäckchen*
- *Partnerübung!*

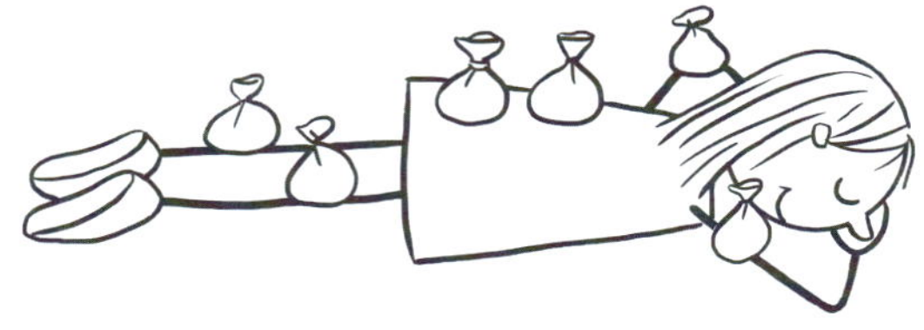

Für diese Übung werden Sandsäckchen oder Augensäckchen benötigt.

Die Kinder finden sich durch Zuteilung oder selbstständig paarweise zusammen. Ein Kind liegt in Bauchlage auf dem Boden, die Stirn liegt auf den Händen. Das andere Kind bedeckt vorsichtig das Kind, das am Boden liegt mit Augensäckchen und beschwert so Arme, Beine und Rücken. Die Augensäckchen werden nur dorthin gelegt, wo es für das Kind angenehm ist. Anschließend wird die Geschenkverpackung wieder langsam entfernt.

36 Stille Minute

Wo? *Auf dem Platz*

Material:

- *Uhr, Gong*

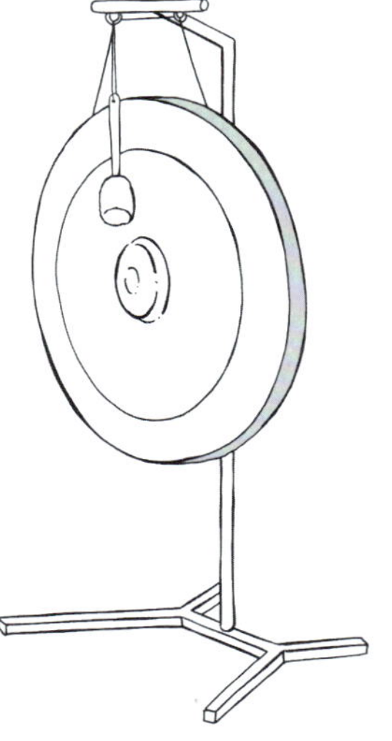

Die Lehrkraft lädt die Kinder dazu ein, eine Minute lang Stille auszuhalten. Der Beginn der Zeitmessung wird mit einem Signal (z. B. einem Gong) angezeigt und mit einem Signal beendet. Die Kinder werden gebeten, in dieser Zeit alle Gegenstände aus der Hand zu legen, keine Geräusche zu machen und zu schweigen. Für die Schüler ist es hilfreich, wenn sich auch die Lehrkraft entspannt hinsetzt. Nach dem Ende der stillen Minute können sich Lehrkraft und Kinder über ihre Erfahrungen austauschen.

Die Länge der Einheit kann je nach Zeit, die zur Verfügung steht, variiert und gesteigert werden.

37 Visualisierungsübung: Ich kann das!

Wo? Auf dem Platz

Diese Übung stärkt das Selbstvertrauen der Kinder.

Vorlesetext: „Setz dich ganz gerade auf deinen Stuhl. Du kennst bestimmt das Gefühl, dass du gerne etwas ausprobieren möchtest, dich aber nicht traust. Anstatt dir darüber Sorgen zu machen, schließ die Augen und stell dir jemanden vor, der dich liebt.

Sprich jetzt zu dir selbst so, wie es der Mensch tun würde, der dich liebt. Sag dir selbst, dass es völlig in Ordnung ist, Angst zu haben. Sag dir selbst, dass alles Übung braucht und es großartig ist, wenn du es öfter versuchst. Denn jedes Mal lernst du etwas Neues dazu.

Schließ für einen Moment die Augen und stell dir ganz genau vor, wie du das, was du ausprobieren möchtest, schaffst und sag zu dir selbst: ‚Ich kann das!' Sei stolz auf dich, weil du dich getraut hast. Und dann öffne die Augen und lächle dir selbst zu! Du bist einfach wunderbar, so wie du bist!"

4. Konzentration fördern

Viele Kinder mit sonderpädagogischem Förderbedarf haben eine kurze Konzentrations- und Aufmerksamkeitsspanne. Die Begriffe „Konzentration" und „Aufmerksamkeit" werden in der Literatur unterschiedlich definiert. Konzentration bedeutet in diesem Zusammenhang, die Aufmerksamkeit gezielt und intensiv auf etwas zu richten.

Hilfreich dafür ist die Beachtung folgender Punkte:

- Etablierung einer reizarmen Lernumgebung
- Wechsel aus Anspannung und Entspannung
- Wecken der Schülerinnen- und Schülerinteressen
- intrinsische Motivation
- Rhythmisierung des Unterrichts
- Beachten des Biorhythmus der Schülerinnen und Schüler
- Erkennen der Gefühls- und Stimmungslage der Kinder
- emotionale Ausgeglichenheit (ggf. Streitklärung)
- Sicherung des Aufgabenverständnisses
- Spaß an der Sache

Oft wird von den Kindern verlangt, sich über einen langen Zeitraum hinweg zu konzentrieren, wozu sie oft gar nicht in der Lage sind. Die Konzentrationsleistung erhöht sich mit dem Alter der Schülerinnen und Schüler, ist zudem von ihrem Entwicklungsstand, von der Lernumgebung und von der physischen und psychischen Verfassung der Kinder abhängig. Nach einer intensiven Konzentrationsphase muss eine Phase der Erholung folgen. Entspannt lernt es sich besser.

Natürlich lässt sich Konzentration nicht erzwingen, aber trainieren und anbahnen, wenn die Bedingungen dafür geschaffen werden. Wie oben schon erwähnt ist ein natürlicher Wechsel aus Anspannung und Entspannung für die Kinder wichtig, wertvoll und gesund, denn Konzentration und Entspannung sind eng miteinander verbunden.

Wenn wir Kinder begleiten und ihnen helfen möchten, ihre Konzentrationsfähigkeit zu steigern, ist es wichtig, an sie zu glauben, um sie bestmöglich zu unterstützen und ein positives Modell zu sein, d. h.:

- weder sich selbst noch die Kinder anzutreiben
- selbst Ruhe auszustrahlen
- das Aufgabenverständnis durch Wiederholen der Arbeitsanweisung durch ein Kind zu sichern
- die Aufmerksamkeit der Klasse mittels eines Signals sicherzustellen
- Geduld mit den Schülerinnen und Schülern haben.

Da ich einen ganzheitlichen Ansatz verfolge, ist es mir wichtig zu erwähnen, dass eine Mischung der verschiedenen Übungen (Atemübungen, Bewegungsübungen, Konzentrations- und Entspannungsübungen) am erfolgversprechendsten ist.

4.1. Den Geist stärken

Um die Konzentration der Kinder zu fördern, eignet sich beispielsweise auch das Vorlesen einer kurzen und fesselnden Geschichte, Reimen, Singen und alle Übungen aus den vorhergehenden Kapiteln, denn die Konzentrationsfähigkeit wird durch Wahrnehmung, Fokus, Motorik, Sensorik und Entspannung gefördert und kann durch Üben gestärkt werden.

4.1. Den Geist stärken

In diesem Kapitel möchte ich u. a. einige einfache und leicht durchzuführende Übungen aus dem Kinderyoga vorstellen, weil sie sehr geeignet sind, um die Konzentration zu erhöhen, sie sich in meinem Unterricht sehr bewährt haben und den Kindern großen Spaß machen. Jede Übung kann für sich allein durchgeführt werden oder als kurze Sequenz. Wichtiger als die Dauer oder die Quantität ist für die Wirkung als Konzentrationstraining die Regelmäßigkeit, mit der die Übungen durchgeführt werden. Drei- bis viermal pro Woche wären optimal. Bei der Auswahl der Yogahaltungen habe ich darauf geachtet, dass sie Kraft und Konzentration erfordern, damit die Schülerinnen und Schüler in der Haltung gefordert sind und nicht zu sehr aktiviert werden. Anders als bei Erwachsenen werden die Kinderyogahaltungen nur kurz gehalten und sollen keine Situation des Wettbewerbs unter den Kindern hervorrufen.

Die stehenden Übungen aus dem Kinderyoga dienen der Kräftigung des Körpers, der Konzentration, dem Gleichgewichtssinn und der inneren Ruhe. Wenn die Augen auf einen Punkt auf dem Boden oder auf ein Kuscheltier, das auf dem Boden liegt, gerichtet werden, fallen die Übungen leichter.

Balanceübungen sind wichtig, da es einen Zusammenhang zwischen der Gleichgewichtsfähigkeit und der Konzentrationsfähigkeit gibt. Gleichgewichtsübungen spiegeln das äußere und das innere Gleichgewicht der Kinder wider und helfen ihnen dabei, ihre innere Mitte zu finden.

Die nachfolgenden Übungen eignen sich sehr gut vor Schulaufgaben, Leistungstests oder Schulbeginn.

Klasse 1–3

38 Fischreiher

Wo? Am Platz

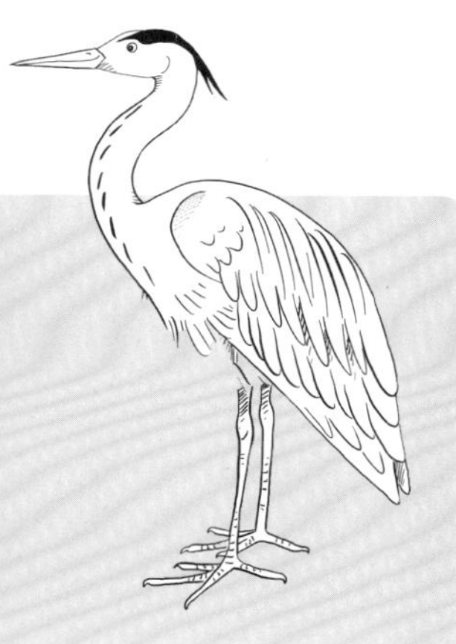

Vorlesetext: „Stell dich ganz aufrecht hin und steh so fest wie ein Berg. Heb dann das rechte Bein nach oben in Richtung Brust, sodass dein Oberschenkel waagrecht ist, denn der Fischreiher oder Graureiher steht oft auf einem Bein, um sich auszuruhen. Mit der linken Hand formst du einen Schnabel und hältst ihn vor deinen Mund.

Versuche, das Gleichgewicht zu halten, und zähle leise bis fünf. Dann stell das rechte Bein ab und übe den Fischreiher auf der linken Seite."

39 Spiralen zeichnen

Wo? Am Platz oder auf dem Boden

Material:

- Sandkasten oder Kiste mit Sand

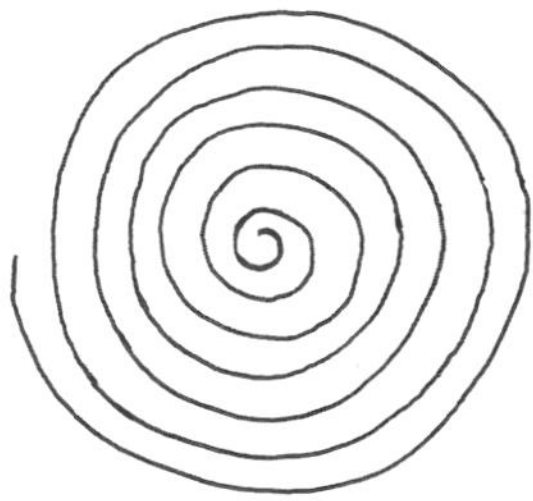

Manche Schulklassen haben einen Sandkasten im Klassenzimmer, der für diese Übung genutzt werden könnte. Wenn nicht, empfehle ich, für die sensomotorische Entwicklung der Kinder einen Sandkasten anzuschaffen oder eine Kiste mit Sand zu befüllen.

Im Vorfeld wäre es schön, auf das Gestaltungselement „Spirale“ beispielsweise im Sportunterricht und/oder im Kunstunterricht genauer einzugehen, damit die Kinder mit dem Aussehen und der Gestaltung der Spirale vertraut sind und die Form mit dem ganzen Körper erfahren konnten.

Die Kinder nehmen eine aufrechte Sitzhaltung ein und zeichnen zunächst mit dem Zeigefinger ganz langsam eine große Spirale in die Luft. Einmal von innen nach außen, dann von außen nach innen. Die Kinder können die Übung wiederholen und Spiralen an die Tafel, in die Handfläche, auf den Tisch oder auf den Boden malen, bevor sie Spiralen in den Sand malen.

40 Mitmachgeschichte / Bewegungspause

Wo? *Auf dem Platz*

Material:

- *Erzähltext, evtl. Bilder*

Diese Übung dauert ca. **zehn Minuten**, kann aber je nach zur Verfügung stehender Zeit gekürzt werden.

Bevor die Lehrkraft eine Geschichte vorliest oder erzählt und evtl. Bilder dazu zeigt, werden die in der Geschichte vorkommenden Tiere und Transportmittel vorgestellt und Bewegungshaltungen dafür gefunden. Diese können mit Bildern visuell unterstützt werden, damit die Kinder sich die Tiere und Transportmittel und die zugehörige Bewegung leichter merken können.

Alternativ können die Schülerinnen und Schüler – wenn sie mit der Vorgehensweise bereits vertraut sind – den Inhalt der Geschichte auch durch spontane, selbst ausgedachte Bewegungen ausdrücken.

Die Lehrkraft präsentiert den Kindern die Geschichte entweder im Kreis, auf dem Boden sitzend oder auf dem Sitzplatz. Jedes Mal, wenn die Kinder die zuvor besprochenen Begriffe hören, setzen sie diese sofort in Bewegung um. Nach der Bewegungsgeschichte kann die Lehrkraft – je nach zur Verfügung stehender Zeit – eine kurze Fantasiereise erzählen.

„Eine Reise nach Afrika“

Erzähltext	Bewegung
Wir fliegen gemeinsam mit dem Flugzeug nach Afrika. 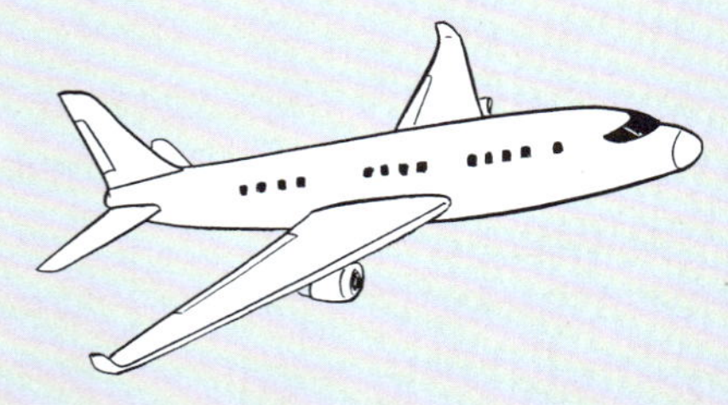	Die Kinder liegen in Bauchlage auf dem Boden und heben die Arme wie Flugzeugflügel nach hinten. Gleichzeitig heben sie den Brustkorb und die möglichst gestreckten Beine vom Boden weg. Dazu können sie Flugzeuggeräusche machen. Oder: Wenn die Kinder auf ihrem Platz sitzen, stellen sie sich hinter ihren Stuhl, halten sich mit beiden Händen am Stuhl fest und heben abwechselnd ein Bein gerade nach hinten. Der Rücken ist gerade. Die Arme sind nach vorne gestreckt. Die Arme können auch wie Flügel seitlich oder nach hinten gestreckt werden, je nachdem wie gut die Schüler das Gleichgewicht halten können.

Es ist ein sehr langer Flug, aber endlich setzen wir zur Landung an. 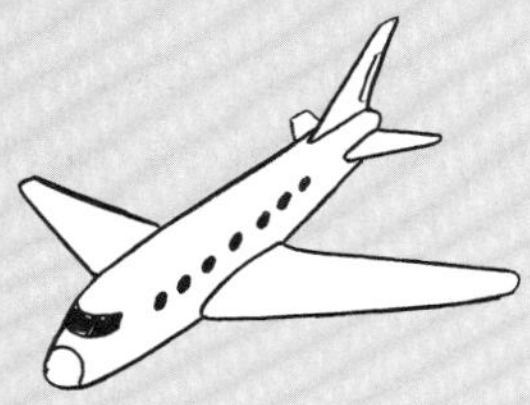	Die Arme, der Oberkörper und die Beine werden wieder auf dem Boden abgelegt. Oder: Zur Landung setzen die Kinder einfach das gestreckte Bein wieder auf dem Boden ab und kommen zum Stehen hinter dem Stuhl.
Dort nehmen wir uns ein Taxi in die Wildnis. 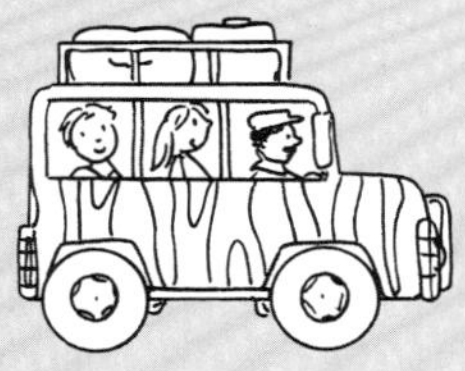	Für das Autofahren setzen sich die Kinder auf den Boden und strecken die Beine nach vorne aus. Sie umfassen ein imaginäres Lenkrad und bewegen sich nach vorne, indem sie abwechselnd mit der linken und rechten Pobacke nach vorne rutschen. Die Beine bleiben dabei gestreckt. Oder: Auf dem Stuhl sitzend, umgreifen die Kinder ein imaginäres Lenkrad und imitieren Autogeräusche.
In der Wildnis angekommen, sehen wir einen riesengroßen Elefanten. 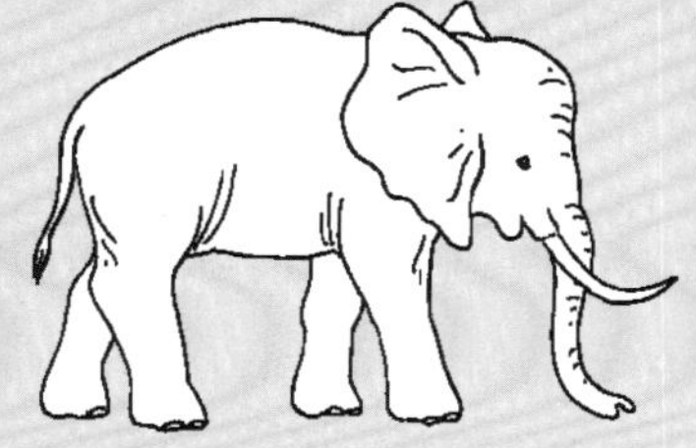	Im Stehen oder im Sitzen greifen die Kinder mit einer Hand die Nase, die andere Hand strecken sie wie einen Rüssel durch den gebeugten Arm durch und trompeten laut.
Wir klettern auf einen hohen Baum, um zu sehen, ob es noch mehr Elefanten in der Nähe gibt. 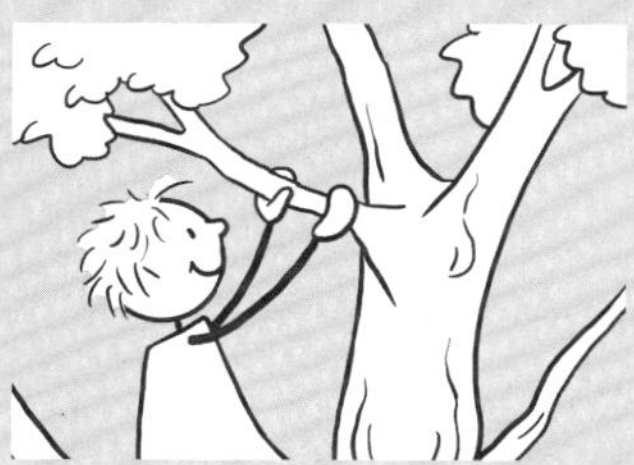	Im Stehen oder im Sitzen mit den Armen Kletterbewegungen machen und abwechselnd die Knie anheben. Mit zunehmender Übung klettern die Kinder mit diagonalen Bewegungen, d. h. rechtes Knie und linken Arm und linkes Knie und rechten Arm bewegen.
Oh, da sitzt ein Löwe im Gras! 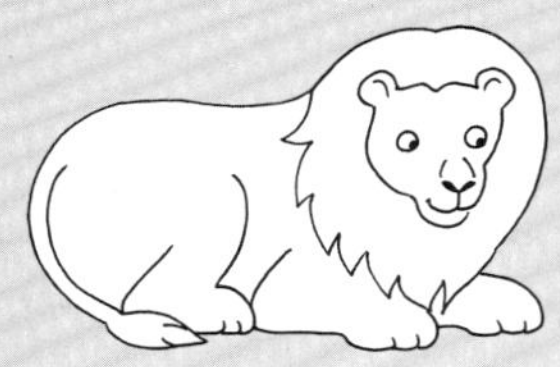	Die Kinder sitzen im Fersensitz, die Hände legen sie wie Tatzen auf den Knien ab. Dann schieben sie das Brustbein nach vorne und brüllen laut wie ein Löwe. Oder: Im Sitzen geht die Übung genauso.

Aber er hört und sieht uns nicht, denn an uns läuft eine riesengroße Gnuherde vorbei! 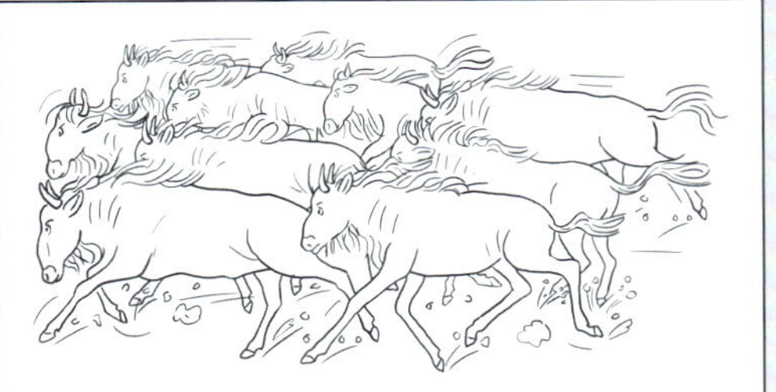	im Stehen laut stampfen Oder: im Sitzen laut trampeln
Vor uns ist eine Wiese mit hohem Gras! 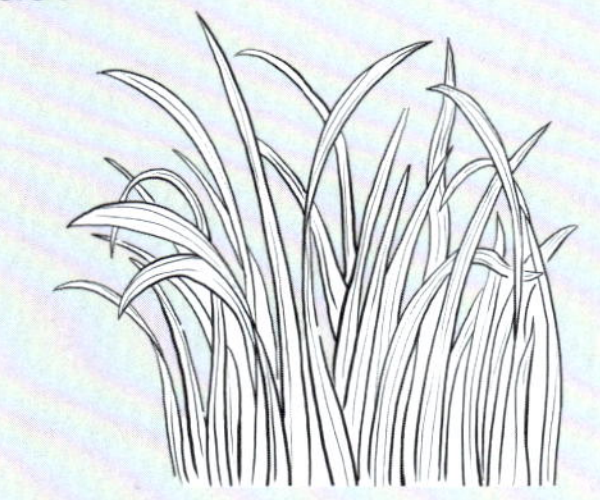	im Stehen durch die Wiese waten und dabei die Knie so hoch heben, wie es möglich ist Oder: im Sitzen die Knie so hoch heben, wie es möglich ist
Vor uns ist ein großer See! 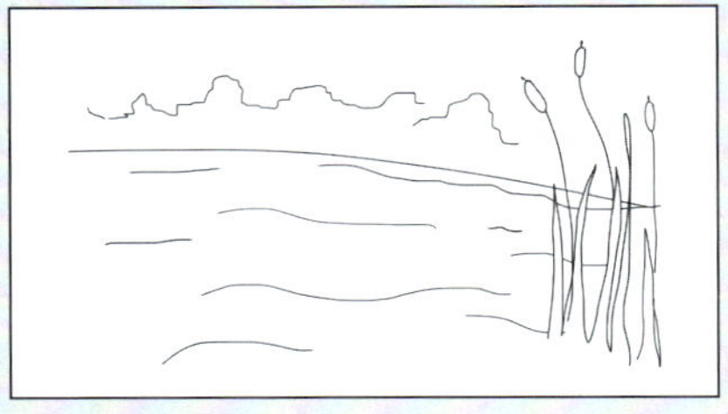	Kraulbewegungen im Stehen oder im Sitzen
Puh! Endlich haben wir den See durchschwommen, das war schön! Wir sind müde vom Ausflug in die Wildnis und fahren wieder mit dem Taxi zurück zum Flughafen. 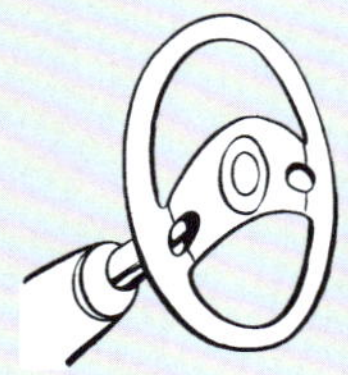 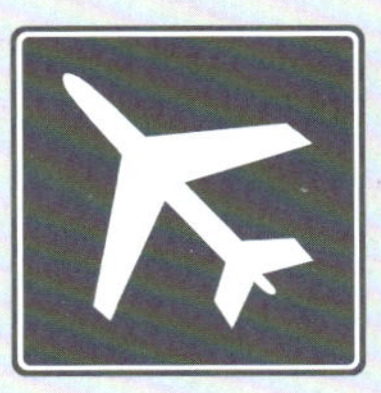	Für das Autofahren setzen sich die Kinder auf den Boden und strecken die Beine nach vorne aus. Sie umfassen wieder ein imaginäres Lenkrad und bewegen sich nach vorne, indem sie abwechselnd mit der linken und rechten Pobacke nach vorne rutschen. Oder: Auf dem Stuhl sitzend, greifen die Kinder ein imaginäres Lenkrad, imitieren Autogeräusche und rutschen auf dem Stuhl nach vorne und wieder nach hinten.
Unser Flugzeug wartet schon auf uns. Wir steigen schnell ein und fliegen nach Hause. 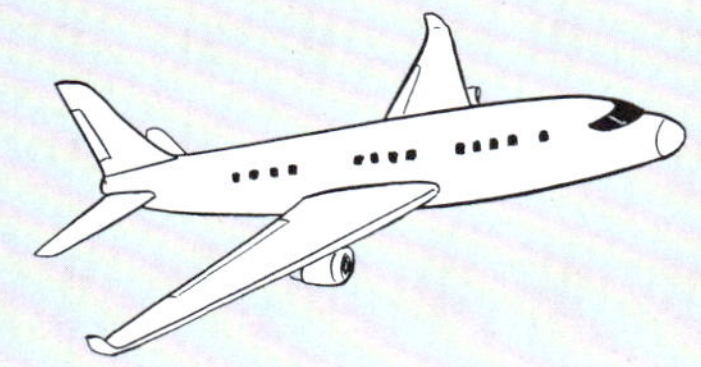	Die Kinder liegen in Bauchlage auf dem Boden und heben die Arme wie Flugzeugflügel nach hinten. Gleichzeitig heben sie den Brustkorb und die möglichst gestreckten Beine weg vom Boden. Dazu können sie Flugzeuggeräusche machen.

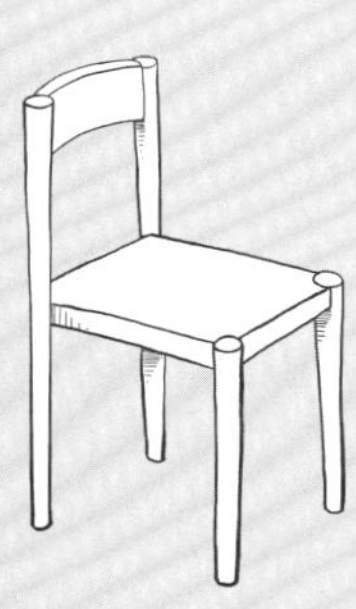	Oder: Wenn die Kinder auf ihrem Platz sitzen, stellen sie sich hinter ihren Stuhl, halten sich mit beiden Händen am Stuhl fest und heben abwechselnd ein Bein gerade nach hinten. Der Rücken ist gerade. Die Arme sind nach vorne gestreckt. Die Arme können auch wie Flügel seitlich oder nach hinten gestreckt werden. Je nachdem wie gut die Kinder das Gleichgewicht halten können.
Endlich sind wir wieder zu Hause angekommen! Wir setzen zur Landung an. 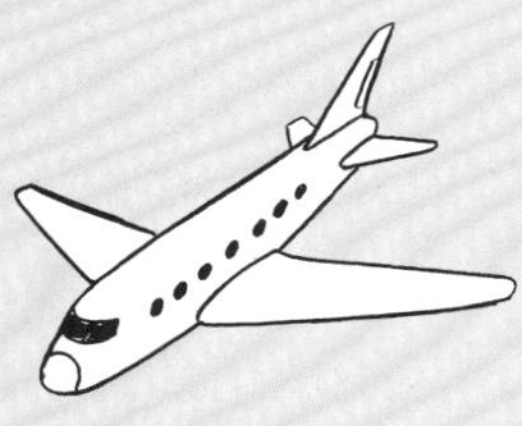	die Arme, den Oberkörper und die Beine auf dem Boden ablegen Oder: Zur Landung setzen die Kinder einfach das gestreckte Bein wieder auf dem Boden ab und kommen zum Stehen hinter dem Stuhl. Dann wird das andere Bein nach hinten gestreckt, der Rücken ist gerade, die Arme nach vorne ausgestreckt.
Zu Hause müssen wir uns von der anstrengenden Reise kurz ausruhen. 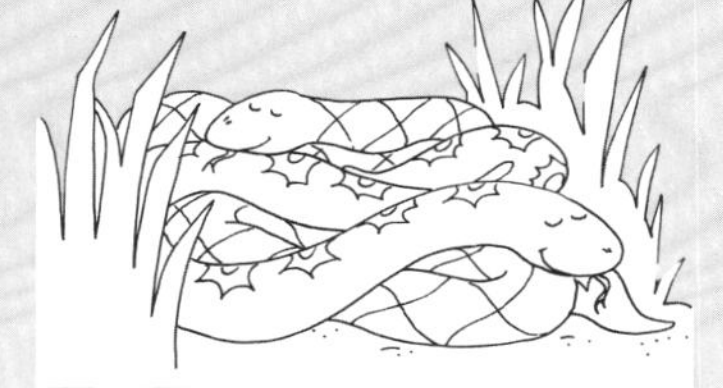	Die Kinder legen sich bequem auf den Boden und rollen sich wie eine Schlange klein zusammen. Oder: Die Kinder legen ihren Kopf auf dem Tisch ab und entspannen sich.

Klasse 1–5

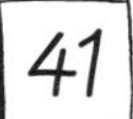

41 *Baum*

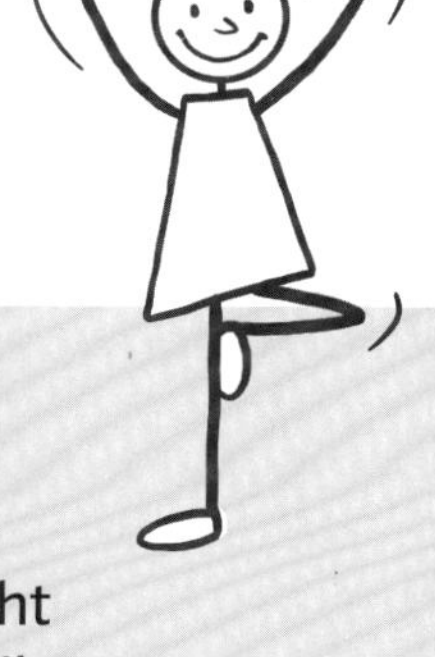

Wo? Am Platz, im Stehen

Vorlesetext: „Stell dir vor, du bist ein Baum, der seine Wurzeln tief in den Boden wachsen lässt. Heb einen Fuß vom Boden weg und stell ihn am Knöchel des anderen Fußes ab. Du kannst den Fuß auch gegen die Wade des anderen Beins oder vielleicht sogar an die Innenseite des Oberschenkels pressen, aber bitte nicht gegen das Knie. Verwurzle den Fuß, auf dem du stehst, fest im Boden, als wenn ihm Wurzeln wachsen würden. Leg die Hände vor deiner Brust aneinander."

Wenn die Kinder stabil stehen, können sie die Arme wie Äste nach oben zur Decke strecken und im Wind langsam hin- und herbewegen. Vielleicht schaffen es die Kinder, leise oder laut bis fünf zu zählen. Es ist wichtig, die Übung auch auf der anderen Seite durchzuführen.

42 Wald

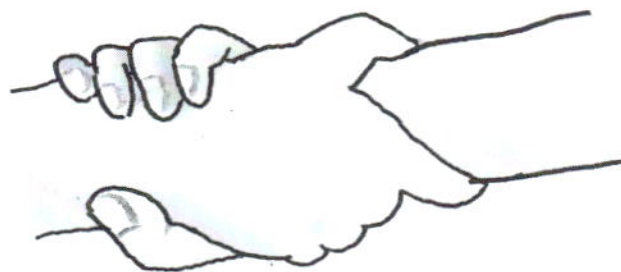

Wo? Im Klassenzimmer, im Stehen

Die Kinder stehen im Kreis und in der Yogahaltung „Baum“. Sie geben die Handflächen aneinander und stützen sich so gegenseitig.

Um den Wettbewerb der Schülerinnen und Schüler untereinander zu verhindern und um Gemeinschaft zu fördern, können die Kinder dazu ermuntert werden, sich gegenseitig in der Haltung zu unterstützen, indem sie sich in einem Kreis näher aneinanderstellen.

Auf ein Kommando heben alle Kinder das gleiche Bein nach oben und geben die Hände in Schulterhöhe aneinander, um sich gegenseitig zu stützen. Anschließend wird die Haltung auf der anderen Seite geübt.

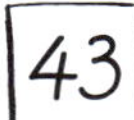

43 Mein Superheld / Meine Superheldin

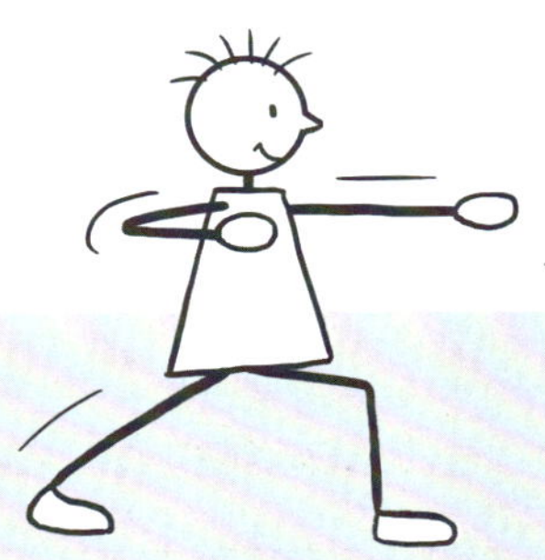

Wo? Im Klassenzimmer, im Stehen

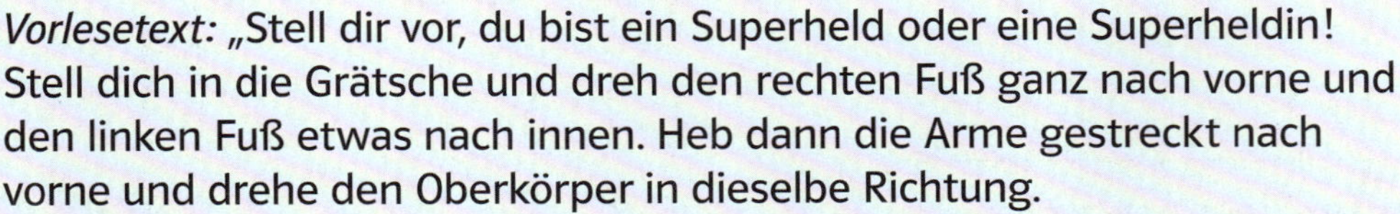

Vorlesetext: „Stell dir vor, du bist ein Superheld oder eine Superheldin! Stell dich in die Grätsche und dreh den rechten Fuß ganz nach vorne und den linken Fuß etwas nach innen. Heb dann die Arme gestreckt nach vorne und drehe den Oberkörper in dieselbe Richtung.

Verlagere dann das Gewicht und heb dein linkes Bein vom Boden weg, streck es gerade nach hinten. Stell dir vor, du fliegst wie ein Superheld durch die Luft. Sag leise oder laut zu dir: ‚Ich bin mutig!‘

Wenn du weit genug geflogen bist, stell den linken Fuß wieder ab, komm in die Grätsche und übe den Superheldenflug auf der anderen Seite.“

Klasse 2–5

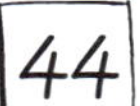

44 Augenübung: Die Fliege

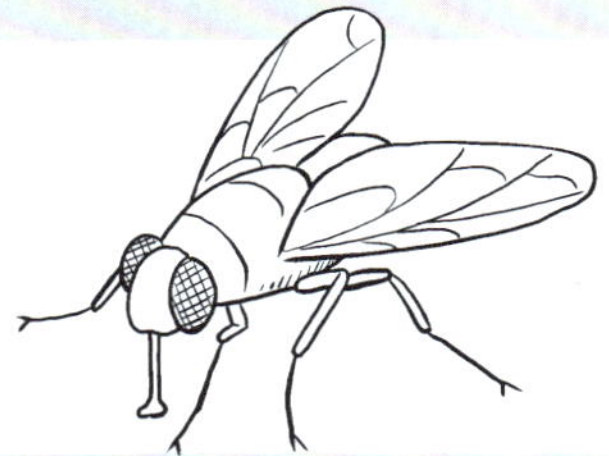

Wo? Auf dem Platz

Vorlesetext: „Stell dir vor, vor dir sitzt eine Fliege. Sie schaut dich an und du sie. Die Fliege flüstert dir zu, dass du ihrem Flug mit den Augen folgen sollst, ohne deinen Kopf zu bewegen.

Dann fliegt die Fliege los und fliegt in alle Richtungen, ganz nach links, ganz nach rechts, nach oben, nach unten, schräg nach links oben und schräg nach links unten, schräg nach rechts oben und schräg nach rechts unten, im Kreis herum und in die andere Kreisrichtung.

Vielleicht fallen dir noch andere Flugrichtungen der Fliege ein, denen du mit deinen Augen folgen kannst. Schließlich landet die Fliege auf deiner Nase, verabschiedet sich bis zum nächsten Mal und fliegt aus dem Fenster hinaus.“

Diese Übung trainiert die Augenmuskeln, mach müde Augen wach, verbessert das Sehvermögen und fördert die Konzentration.

4.2. Gehirnfitness

Unser Gehirn besteht aus zwei Gehirnhälften, die linke und die rechte Hemisphäre. Die beiden Gehirnhälften sind durch den Balken, das Corpus callosum, eine quer verlaufende Faserverbindung miteinander verbunden, die für die Kommunikation zuständig ist. Die Aufgabe der Gehirnzellen ist es, Verbindungen zwischen verschiedenen Gehirnregionen herzustellen.

Mithilfe der nachfolgenden Übungen soll die Zusammenarbeit beider Gehirnhälften gefördert werden, was zu einer Verbesserung der Lernleistungen beitragen soll. Zu diesen Übungen gehören Überkreuzbewegungen (zum Teil in abgewandelter Form), wie sie auch bei den Brain-Gym-Übungen nach Dennison zur Förderung der Lernfähigkeit eingesetzt werden, und Übungen aus dem Kinderyoga.[13]

Nach Oppolzer entstehen im Gehirn zusätzliche Nervenverbindungen zwischen linker und rechter Gehirnhälfte und somit auch entsprechende Synapsen, wenn Bewegungsübungen oder Spiele ausgeführt werden, die beide Gehirnhälften aktivieren.[14] So können die Schülerinnen und Schüler effektiver lernen.

Klasse 1–2

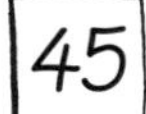

Liegende 8

Wo? Z. B. in der Turnhalle / im Sportunterricht

Material:

- *Klebeband, Sandkasten oder Sandkiste, Tafel oder Papier, Kreide oder Stifte*

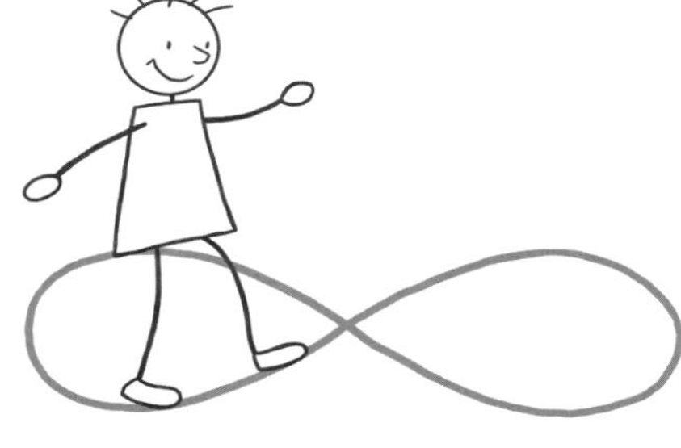

Wenn die Möglichkeit besteht, ist es wichtig, dass die Kinder die Übungen zuerst mit ihrem ganzen Körper und mit allen Sinnen erfahren dürfen, bevor sie sie an die Tafel oder auf ein Blatt Papier malen.

Die Acht wird im Sportunterricht auf dem Boden mit Klebeband fixiert. Die Kinder starten von der Mittellinie aus und gehen vom linken zum rechten Bereich (vorwärts oder rückwärts, auf Zehenspitzen oder im Fersengang).

Für ein Malen im Sand bietet sich wiederum der Sandkasten oder eine Sandkiste an.

Anschließend kann die liegende Acht in die Luft gemalt werden. Die Bewegung geht wieder von der Mittellinie aus gegen den Uhrzeigersinn und kann erst mit einer Hand und dann auch mit ineinandergefalteten Händen ausgeführt werden.

Schließlich wird die Acht an der Tafel oder auf einem Blatt Papier nachgespurt.

---

13 Vgl. P. & G. Dennison, 2017
14 Vgl. U. Oppolzer, 2015, S. 12–13

Klasse 1–5

46 Schuhplattln

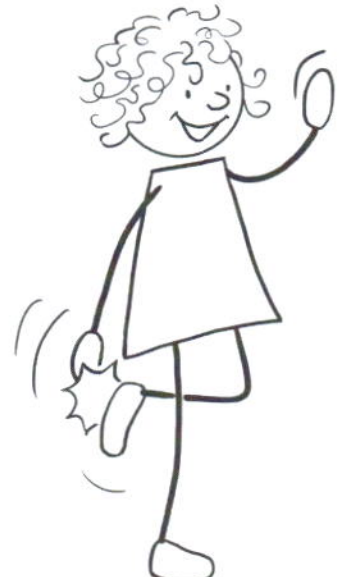

Wo? Am Platz, im Stehen

Material:

- evtl. Musik

Dieser vor allem in Bayern bekannte Tanz bildet die Grundlage für die Übung. Mit oder ohne Musik bewegen sich die Kinder und versuchen, sich abwechselnd vorne und hinten mit den Händen auf ihre Füße zu schlagen. Ziel ist aber, dass die Kinder einen Arm und jeweils das gegenüberliegende Bein bewegen und sowohl vor dem Körper als auch hinter dem Körper berühren.

Um die Übung etwas zu erschweren, kann auch die Lehrkraft in steigendem Tempo Anweisungen geben, wie z. B. rechte Hand zu linkem Fuß, linke Hand zu rechtem Zeh.

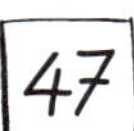

47 Pfeil abschießen

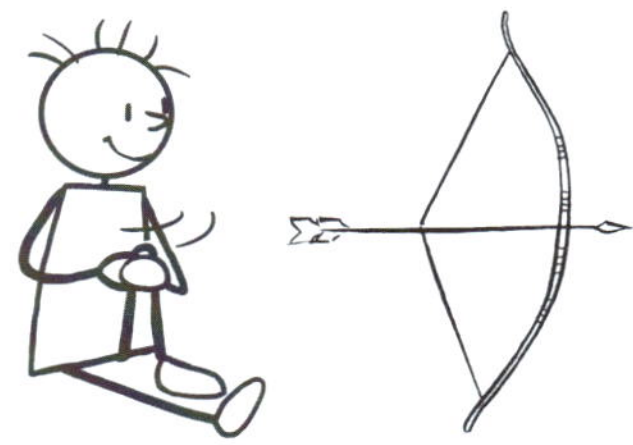

Wo? Auf dem Platz

Die Schülerinnen und Schüler sitzen aufrecht auf dem Boden, beide Beine sind nach vorne ausgestreckt. Dann beugen sie das linke Knie und und ziehen es zum Brustkorb heran (siehe Bild).

Für das „Pfeil abschießen" umgreifen die Kinder die linke große Zehe mit Zeige- und Mittelfinger der linken Hand. Dann ziehen sie den linken Fuß nach hinten, in Richtung Ohr, um den imaginären Pfeil in den Bogen einzulegen und den Bogen zu spannen. Die rechte Hand liegt entweder neben der Hüfte auf dem Boden oder sie zeigt (greift) nach vorne wie eine fiktive Bogensehne.

Anschließend strecken sie den Pfeil – den Fuß – mit einem lauten „Schhhh" nach vorne aus. Das gespannte Bein „schießt" wie ein Pfeil über das rechte, gestreckt Bein nach vorne. Wichtig hierbei ist das Überkreuzen der Mittellinie mit dem Bein, das nach vorne „geschossen" wird. Nach vier „Schüssen" wird das Bein gewechselt.

Bitte darauf achten, dass die Kinder die Übung nicht zu eifrig ausführen, damit sie sich nicht verletzen.

Klasse 3–5

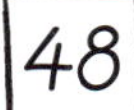

48 Simultanzeichnen

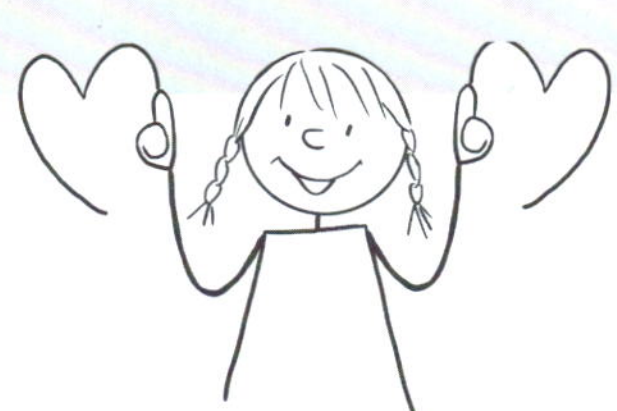

Wo? Am Platz

Die Kinder zeichnen mit beiden Händen gleichzeitig spiegelbildlich Formen an die Tafel oder ein großes Blatt Papier. Zwei unterschiedliche Farben sind empfehlenswert. Die Bewegung sollte aus den Schultern kommen. Je größer die Bewegungen sein dürfen, desto stimmiger fühlt sich diese Übung an. Dazu kann leise eine entspannende Musik gespielt werden.

Laut Dennison wird mit dieser Übung der Richtungs- und Orientierungssinn ausgebildet.[15]

15 Vgl. P. & G. Dennison, 2017, S. 58–59

5. Bewegung

Bewegung ist ein wichtiger Bestandteil des Unterrichts, ein Grundbedürfnis jedes Kindes und eine gesundheitsschützende und lernfördernde Ressource, die sich im Unterricht und außerhalb des Unterrichts sehr leicht umsetzen lässt und es stellt sich mir die Frage, warum trotz wissenschaftlicher Beweise viele Kinder an den Schulen meist immer noch zu wenig Bewegung haben.

Dabei findet die Tatsache, dass Bewegung die Schüler entspannt, Stress reduziert und sie aufnahmebereiter und leistungsfähiger macht, immer noch zu wenig Beachtung.

Die nachfolgenden Übungen sind Vorschläge, um tägliche, kurze Bewegungseinheiten in den Schulalltag zu integrieren, sie ermöglichen den Kindern vielfältige Sinneserfahrungen. Zudem können die Übungen die Konzentrationsfähigkeit und in der Folge die Lernfreude steigern.

Die kurzen und abwechslungsreichen Bewegungsspiele rhythmisieren den Unterricht und führen dazu, dass sich die Schülerinnen und Schüler wieder gut konzentrieren und weiterlernen können. Dabei sind die Interessen und die Neugier der Kinder zu berücksichtigen, damit die Übungen Spaß machen und sie intrinsisch motiviert sind.

5.1. Zentrierende Übungen

Diese Bewegungsübungen dienen der Aktivierung der Kinder und zugleich der Zentrierung. Sie helfen bei Müdigkeit und bei einer Wiederherstellung des inneren Gleichgewichts. Sie finden z. B. in der Turnhalle statt.

Klasse 1–3

49 Frosch

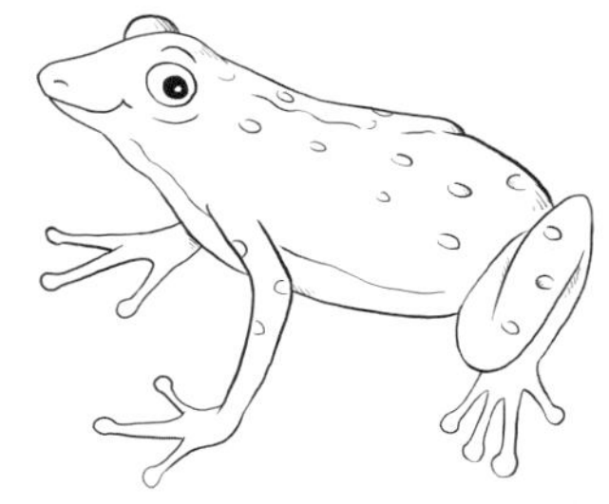

Wo? Auf dem Boden

Die Kinder setzen sich etwas entfernt von ihrem Stuhl in die Hocke. Auf ein gemeinsames Kommando hüpfen sie so hoch, wie sie können, nach oben, ziehen die Knie nach oben und zählen laut auf Deutsch oder Englisch die zuvor vereinbarte Anzahl an Hüpfern mit.

Diese aktivierende Übung hilft sehr gut dabei, überschüssige Energie loszuwerden. Nach ungefähr zehn Hüpfern kann die „Schildkröte“ durchgeführt werden, die den Kindern dabei hilft, wieder mehr zur Ruhe zu kommen.

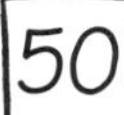

50 Schildkröte

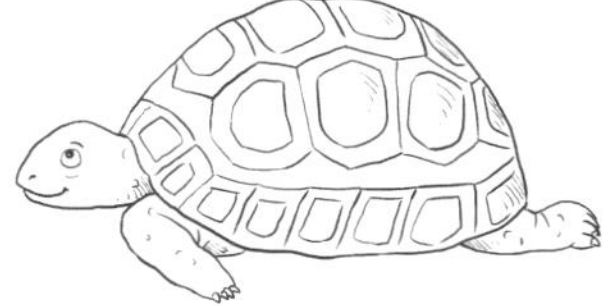

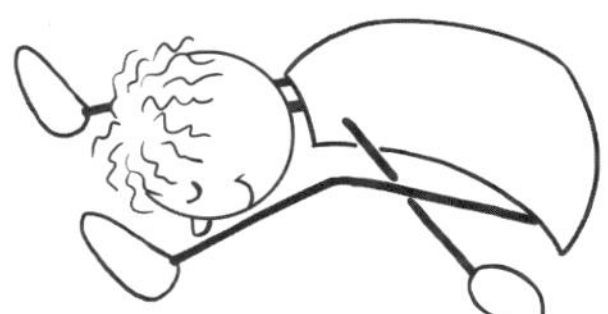

Wo? Auf dem Boden

Die Kinder sitzen auf dem Boden und strecken die Beine nach vorne aus. Die Beine liegen etwas weiter als hüftbreit auseinander, die Zehen zeigen nach oben. Auf ein Kommando klatschen alle Kinder einmal in die Hand, schieben die Arme seitlich unter den Knien durch und bringen den Brustkorb und die Stirn, so gut es geht, nach vorne in Richtung Boden. Wenn die Schildkröte Angst hat, zieht sie den Kopf ein und verkriecht sich in ihren Panzer. Dort findet sie Ruhe und kann alle Sinne nach innen ziehen. Wenn die Schildkröte mag und neugierig oder hungrig ist, hebt sie einfach den Kopf und streckt ihn lang nach vorne.

Auf diese Art und Weise können die Kinder die Spannung aus Nach-innen-Kehren und Sich-der-Welt-Öffnen kennenlernen.

Klasse 1–5

51 Rückenrolle

Wo? Auf dem Boden

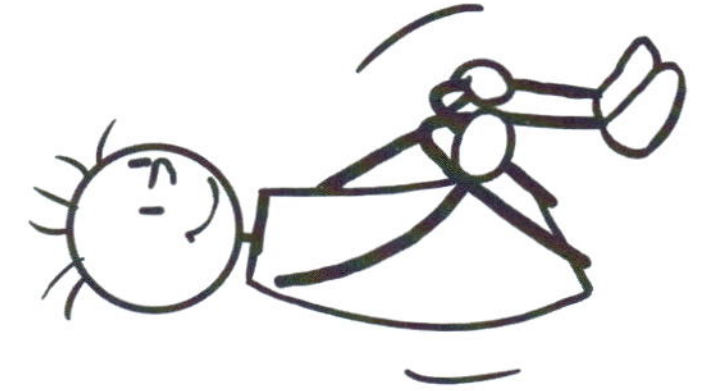

Die Kinder legen sich in Rückenlage auf den Boden und umarmen ihre Knie. Sie beginnen erst langsam, dann immer schneller mit Schwung vor- und zurückzurollen. Dabei wird die ganze Wirbelsäule beim Abrollen massiert.

Alternative: Um überschüssige Energie abzubauen, ist es auch schön, wenn die Kinder beim Vorrollen in die Hocke kommen, gestreckt nach oben springen und sich dann wieder abrollen und diese Sequenz ein paar Mal wiederholen.

5.2. Bewegungsspiele

Bei diesen aktivierenden Bewegungsspielen können die Kinder Dampf ablassen und aufgestaute Energien loswerden. Gleichzeitig sind sie als Rhythmisierungsangebote für zwischendurch im Unterricht und als Ausgleich zum langen Sitzen gedacht. Für die ersten beiden Spiele wird etwas Platz benötigt. Sie können auch gut zum Aufwärmen im Sportunterricht eingesetzt werden. Die nachfolgenden Übungen können gut im Klassenzimmer durchgeführt werden. Um nach den Übungen wieder zur Ruhe zu kommen, bietet sich eine beruhigende Übung aus den vorangegangenen Kapiteln an.

Klasse 1–3

52 Feuer – Wasser – Erde – Eis – wildes Tier

Material:
- Trommel, Gruppenübung

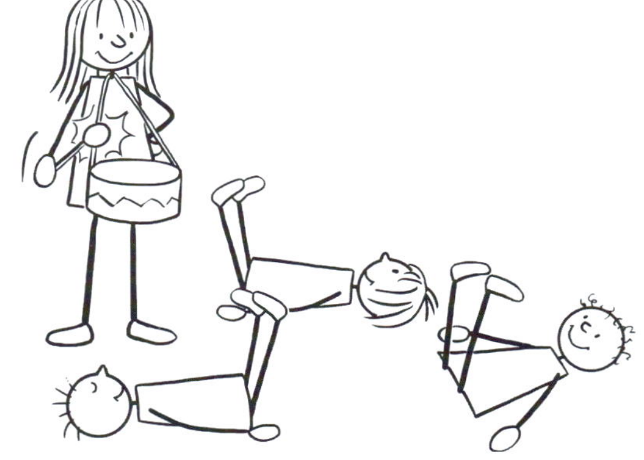

Das Laufspiel schult die Reaktions- sowie Merkfähigkeit der Schülerinnen und Schüler. Die Kommandos können natürlich verändert werden. Mehr als fünf Kommandos sollten allerdings nicht gegeben werden.

Die Kinder laufen zum Rhythmus einer Trommel oder zur Musik im Raum umher. Bei Musikstopp ruft die Lehrkraft laut Feuer, Wasser, Erde, Eis oder wildes Tier und die Kinder führen die vorher vereinbarten und demonstrierten Bewegungen umgehend aus.

Mein Vorschlag für die Bewegungen:

Feuer = Kerze (Die Kinder legen sich in Rückenlage auf den Boden und strecken die Beine senkrecht in die Luft.)

Wasser = Superheld/-in (Die Kinder heben ein Bein gestreckt nach hinten, das andere Bein steht fest auf dem Boden; die Arme sind nach vorne gestreckt.)

Erde = Baum (Die Kinder stehen auf einem Bein und stellen den Fuß des anderen Beins am anderen Fuß, an der Wade oder an der Innenseite des Oberschenkels ab. Die Arme sind nach oben gestreckt wie Äste.)

Eis = in der Bewegung erstarren

Wildes Tier = Tiger (Aus dem Vierfüßler Stand strecken die Kinder eine Hand als Tatze und das diagonal gegenüberliegende Bein nach oben.)

Das Spiel kann mit und ohne Ausscheiden aus dem Spiel gespielt werden.

Variante 1: Das Kind, das als Letzter das Kommando ausführt, scheidet aus dem Spiel aus und ruft das nächste Kommando.

Variante 2: Das Kind, das als Letztes das Kommando ausführt, macht zehn Mal den Hampelmann und spielt dann wieder mit.

Klasse 1–4

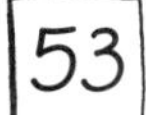

1, 2, 3 – Baum, komm herbei!

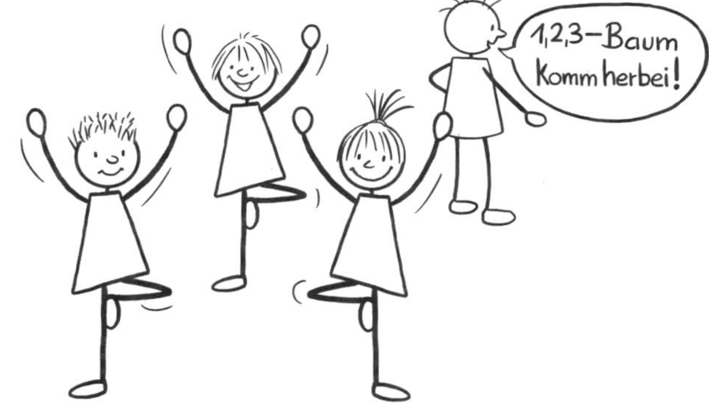

Für dieses Spiel steht ein Kind mit dem Rücken zu den anderen Kindern, die ungefähr zehn Meter entfernt im Baum ihrer Wahl (Fuß am Knöchel abgestellt, Fuß an der Innenseite der Wade oder Fuß an der Innenseite des Oberschenkels des anderen Beins, aber bitte nicht am Knie) stehen.

Das Kind, das vorne steht, ruft laut: „1, 2, 3 – Baum, komm herbei!“ Die Kinder versuchen, so schnell sie können, nach vorne zu laufen und die Wand zu erreichen. Bei dem Wort „herbei“ dreht sich das Kind, das vorne steht, so schnell wie möglich um und die Kinder, die nach vorne laufen, nehmen die Baumhaltung ein. Wenn ein Kind nicht rechtzeitig in der Baumhaltung steht oder umfällt, muss es an die Startlinie zurück. Wackeln ist allerdings erlaubt.

Klasse 1–5

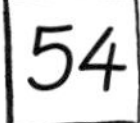

Holzhacker

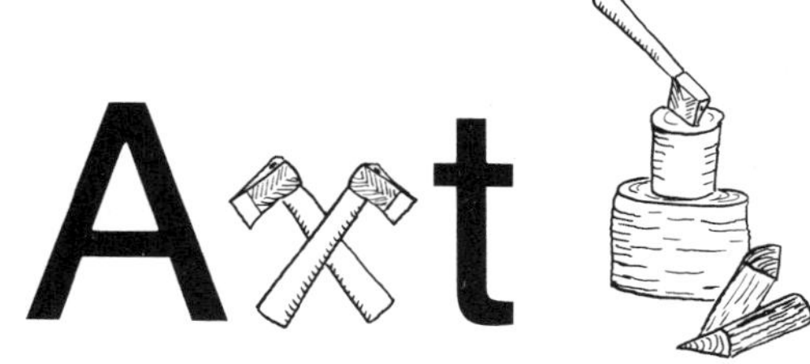

Die Schülerinnen und Schüler sitzen auf ihrem Stuhl oder stellen sich neben ihren Stuhl, die Füße stehen etwas mehr als hüftbreit auseinander. Mit der Einatmung heben sie die Arme wie eine unsichtbare Axt nach oben und mit der Ausatmung schwingen sie das Beil kontrolliert nach unten und zerhacken das unsichtbare Holz zwischen den Beinen. Vielleicht gibt es unangenehme Erfahrungen oder Gefühle, die mit dieser Übung einfach zerhackt werden.

Tipp: Als Lehrkraft diese Übung unbedingt mitmachen, da sie der ganzen Wirbelsäule guttut. Versuchen Sie, dabei schwungvolle Bewegungen auszuführen und den Schwung in die Bewegungsabfolge mitzunehmen.

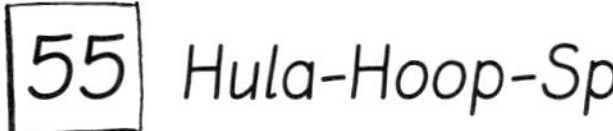

55 Hula-Hoop-Spiel

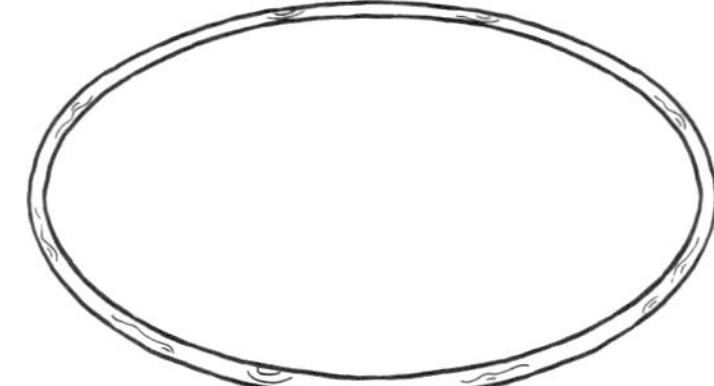

Material:

- *Hula-Hoop-Reifen*

Alle Kinder und die Lehrkraft bilden einen Kreis und fassen sich an den Händen. Die Lehrkraft gibt einen Hula-Hoop-Reifen in den Kreis, der von Kind zu Kind weitergegeben wird, ohne die Hände loszulassen. Dabei können die Schülerinnen und Schüler die unterschiedlichsten Strategien entwickeln, um durch den Reifen zu steigen und um sich gegenseitig zu helfen.

Alternativ können auch – je nach Klassengröße – zwei oder mehr Reifen in den Kreis gegeben werden.

6. Literaturverzeichnis

Arnold, D. (2017): Herausforderung Schule. Was hat Bewegung mit erfolgreichem Lernen zu tun? Norderstedt: Books on Demand

Dennison, P. & Dennison, G. (2017): Brain-Gym. Das Handbuch. Kirchzarten: VAK

Faust-Siehl, G.: Kinder heute in einer Grundschule der Stille – Stille und Stilleübungen in der veränderten Kindheit. In: Mit Kindern Stille entdecken. Bausteine zur Veränderung von Schule. Hrsg.: Kasper, H. / Müller, E. H. 6. Aufl. Frankfurt a. M.: Moritz Diesterweg Verlag 1990, 7.

Hannaford, C. (2016): Bewegung. Das Tor zum Lernen. Kirchzarten: VAK.

Murdock, M.: Dann trägt mich meine Wolke. Wie Große und Kleine spielend leicht lernen. Verlag Peter Hess, 2009

Jacobson, E.: Entspannung als Therapie. Progressive Relaxation in Theorie und Praxis. Aus dem Amerikanischen von Karin Wirth. 7. Auflage. Klett-Cotta, Stuttgart 1990

Oppolzer, U. (2015): Bewegte Schüler lernen leichter. Ein Bewegungskonzept für die Primarstufe, Sekundarstufe I und II. Dortmund. Borgmann.

Otti, A.; Gündel, H.; Wohlschläger, A.; Zimmer, C.; Sorg, C. & Noll-Hussong, M.: „Default-mode"-Netzwerk des Gehirns, Neurobiologie und klinische Bedeutung. In: Der Nervenarzt 83, 16–24 Springer Medizin Verlag GmbH 2012

Spitzer, M. (2005): Erfolgreich lernen in Kindergarten und Schule (DVD). Müllheim / Baden: Jokers edition

7. Material

- Kopiervorlagen (vier Arbeitsblätter; Stimmungsbarometer, Dankbarkeitsblatt)
- fünf Signalkarten

Klasse 1–2

Mein Stimmungsbarometer

Wie fühlst du dich heute?

Kreuze an:

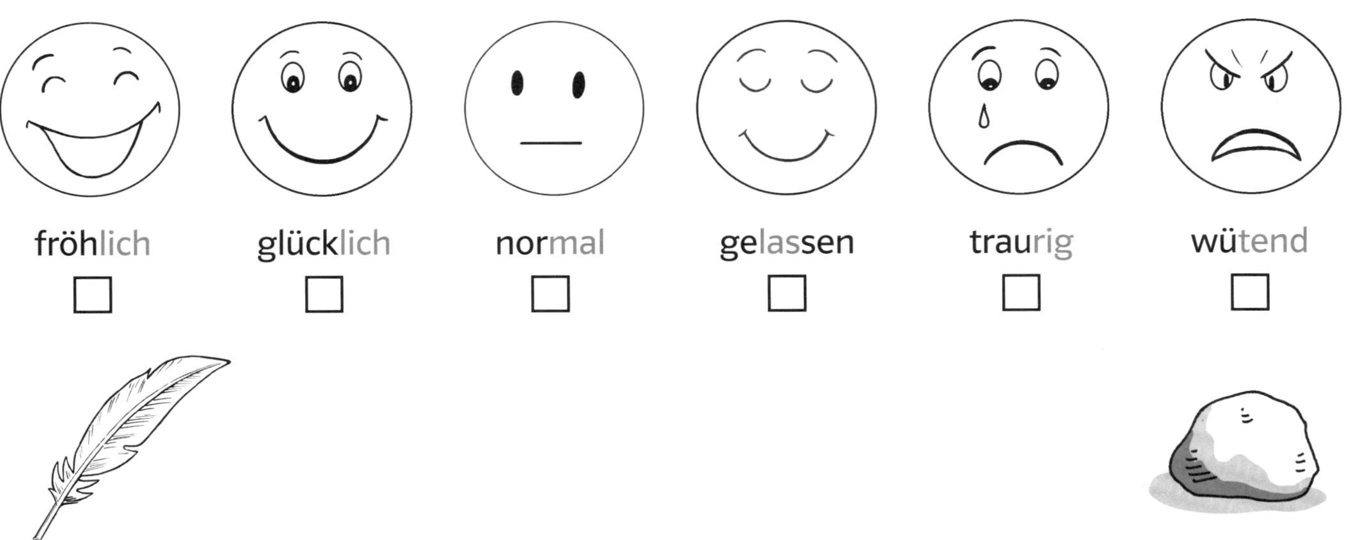

Hier ist Platz zum Malen und Schreiben.

Vielleicht möchtest du deine Stimmung oder ein Erlebnis von heute aufmalen?

Mein Stimmungsbarometer **Klasse 3–5**

So fühle ich mich heute:

Kreuze an:

fröhlich	glücklich	normal	gelassen	traurig	wütend
☐	☐	☐	☐	☐	☐

Schreibe auf, warum du dich so fühlst:

____

____

Hier ist Platz für deine Fantasie und Kreativität.

Vielleicht möchtest du eine Situation malen, die du dir wünschst. Male ein Bild davon:

Ich kann meine Stimmung selbst beeinflussen!

Klasse 1–2

Ich bin dankbar für:

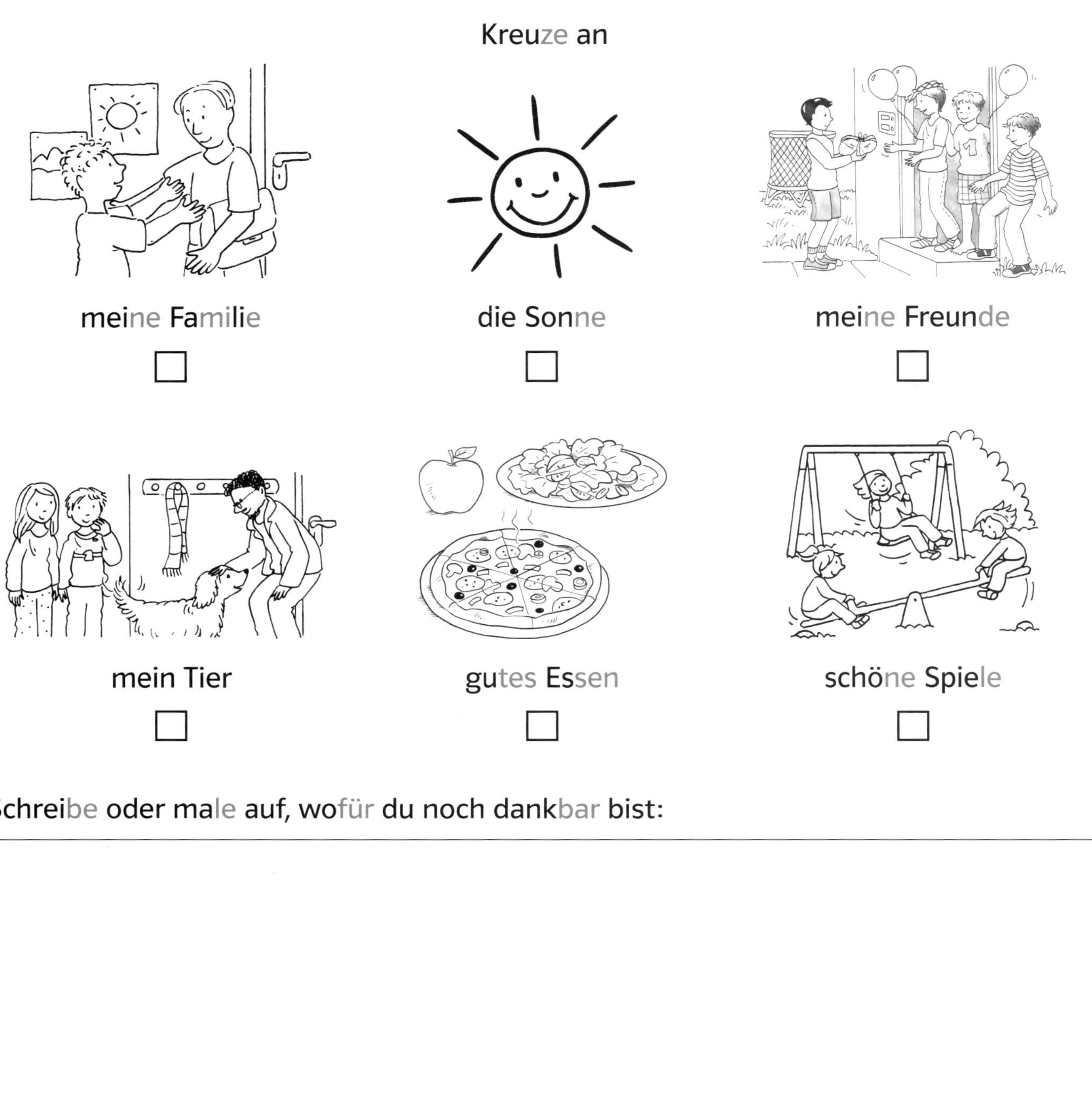

Kreuze an

meine Familie ☐

die Sonne ☐

meine Freunde ☐

mein Tier ☐

gutes Essen ☐

schöne Spiele ☐

Schreibe oder male auf, wofür du noch dankbar bist:

Meine Glückssätze:
Ich bin wunderbar!
Mein Glück gehört zu mir!

Mein Dankbarkeitstagebuch **Klasse 3–5**

Dafür bin ich dankbar:

Ich bin wunderbar, so wie ich bin!

Neues zu lernen und zu erleben, macht mir Spaß!

Wofür bist du noch dankbar? Schreibe es auf:

____

____

Hier ein paar Ideen: Familie, Schule, Freunde, Tiere, Hobbys, Erlebnisse, Menschen, Natur, Orte, Ich, tolles Buch, Urlaub

Schreibe dein schönstes Erlebnis von heute auf:

____

____

Hier ist Platz für deine Fantasie und Kreativität:

Dankbarkeit ist dein Schlüssel zum Glück!

Signalkarten (Hinweis: ggf. auf A3 vergrößern)

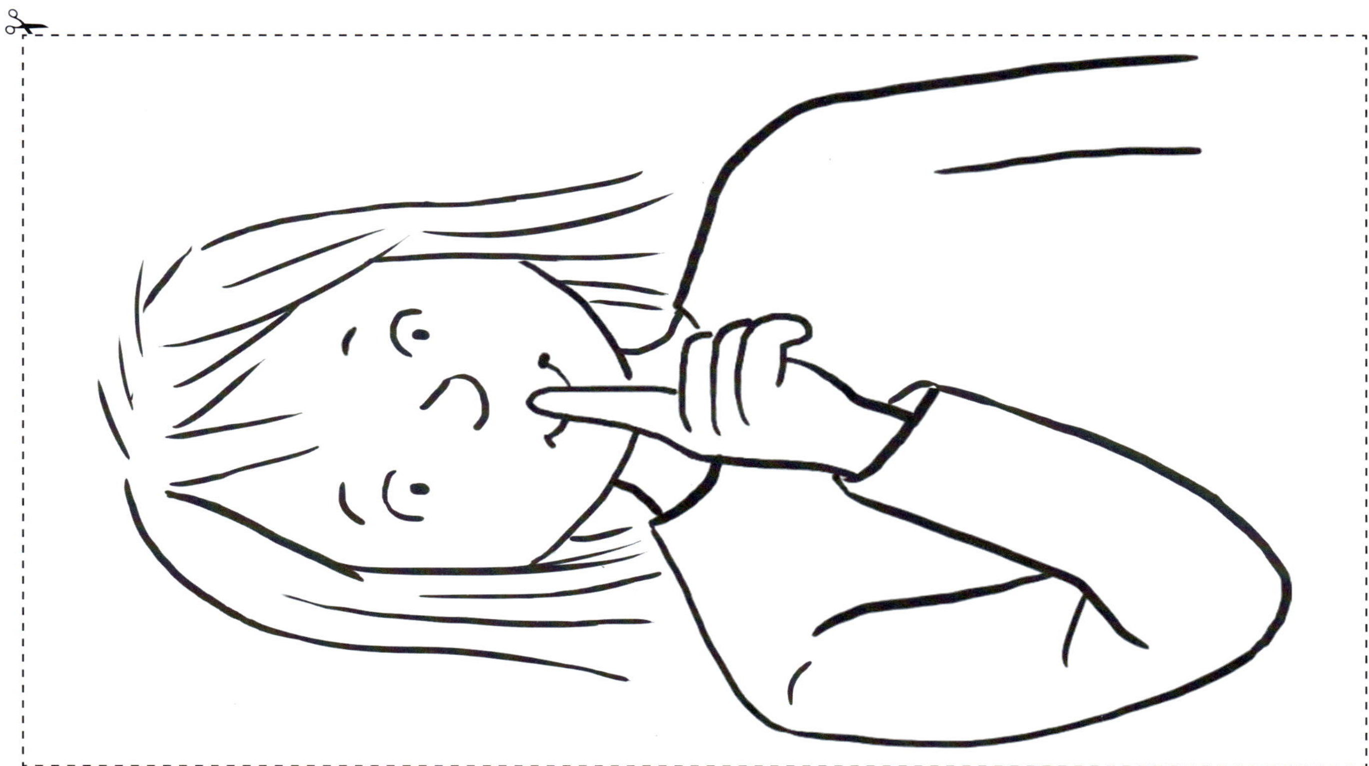

1. Bitte nicht stören

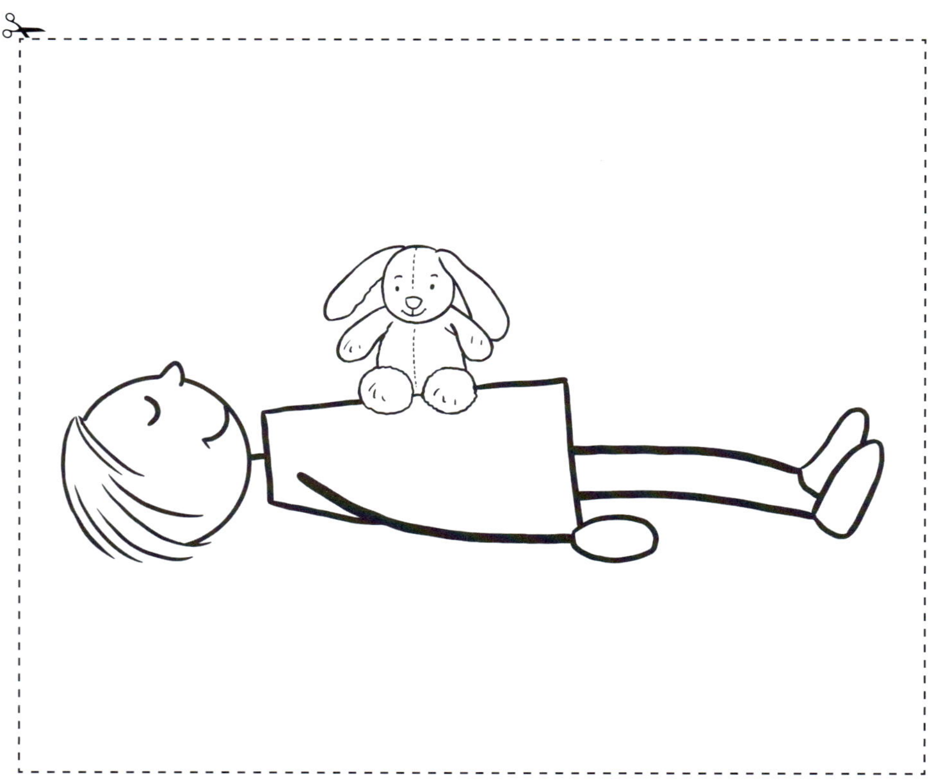

2. Ruhe- und Stilleübungen

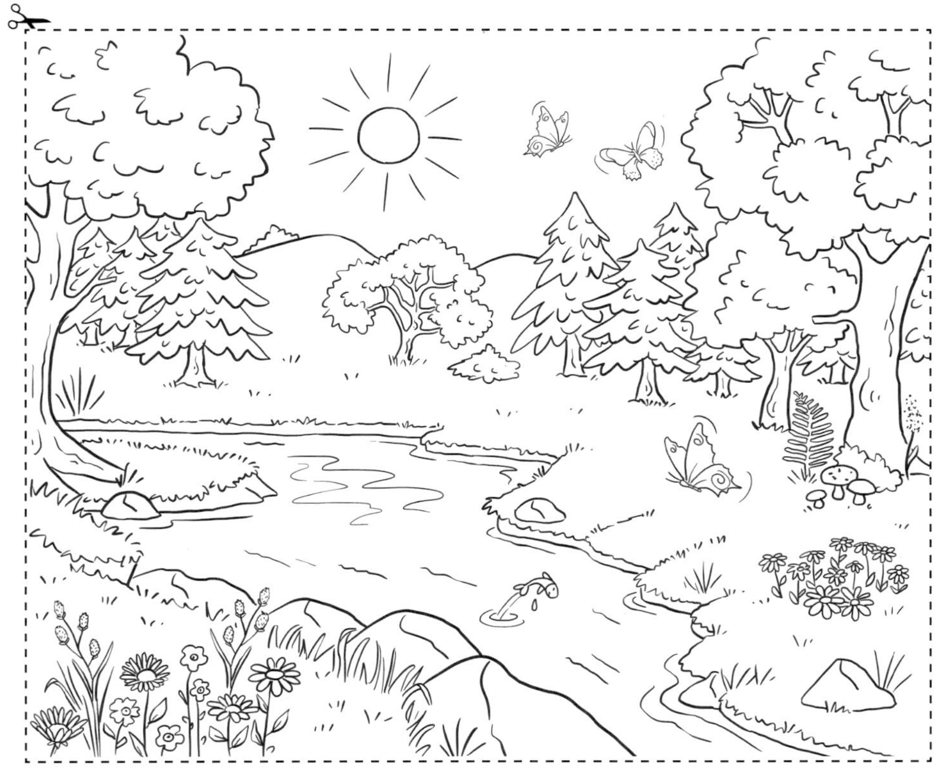

3. Entspannung finden

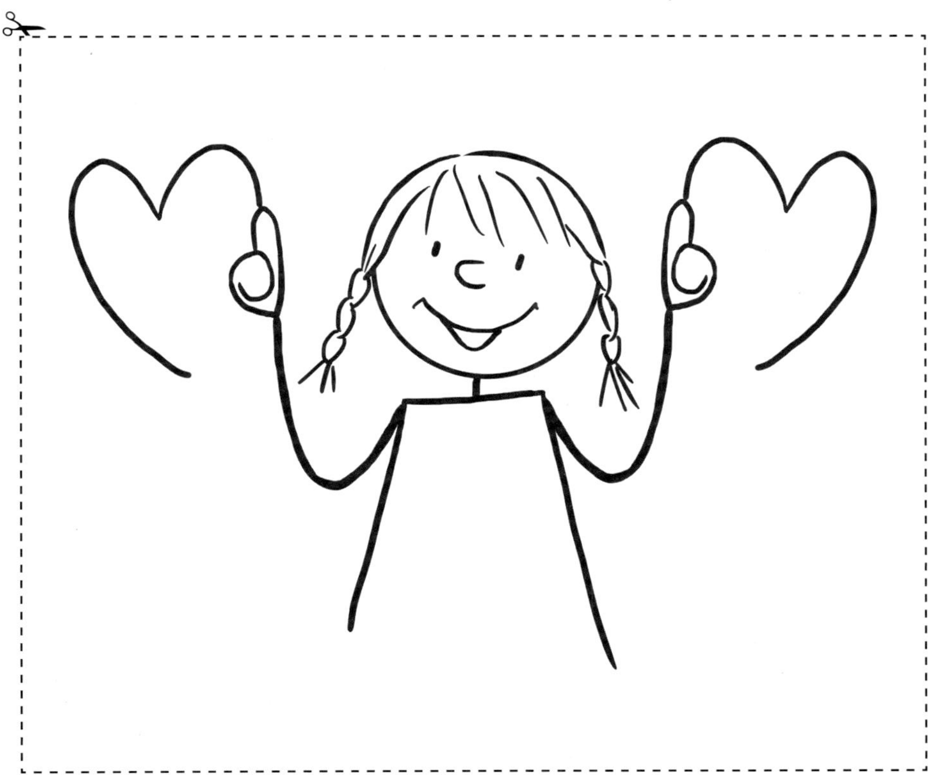

4. Konzentration

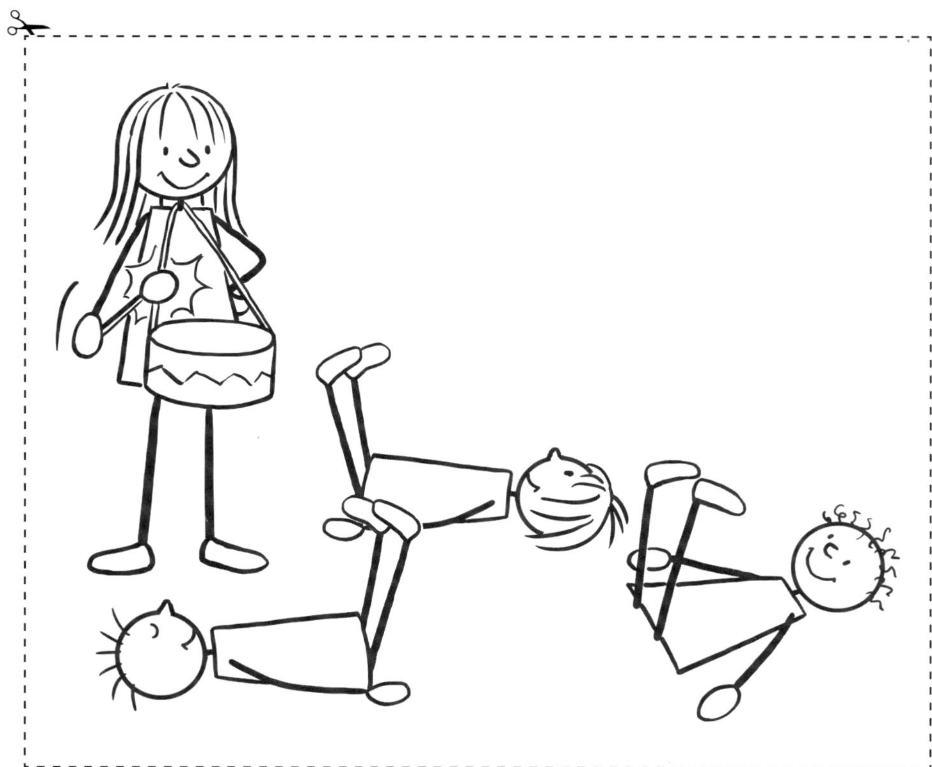

5. Bewegung

Jederzeit optimal vorbereitet in den Unterricht?

»